天下 雜誌

觀 念 領 先

天下雜誌

觀念領先

真原醫

21世紀最完整的預防醫學

Primordia Medicin

The Most Comprehensive Preventive Medicine of the 21st Cent

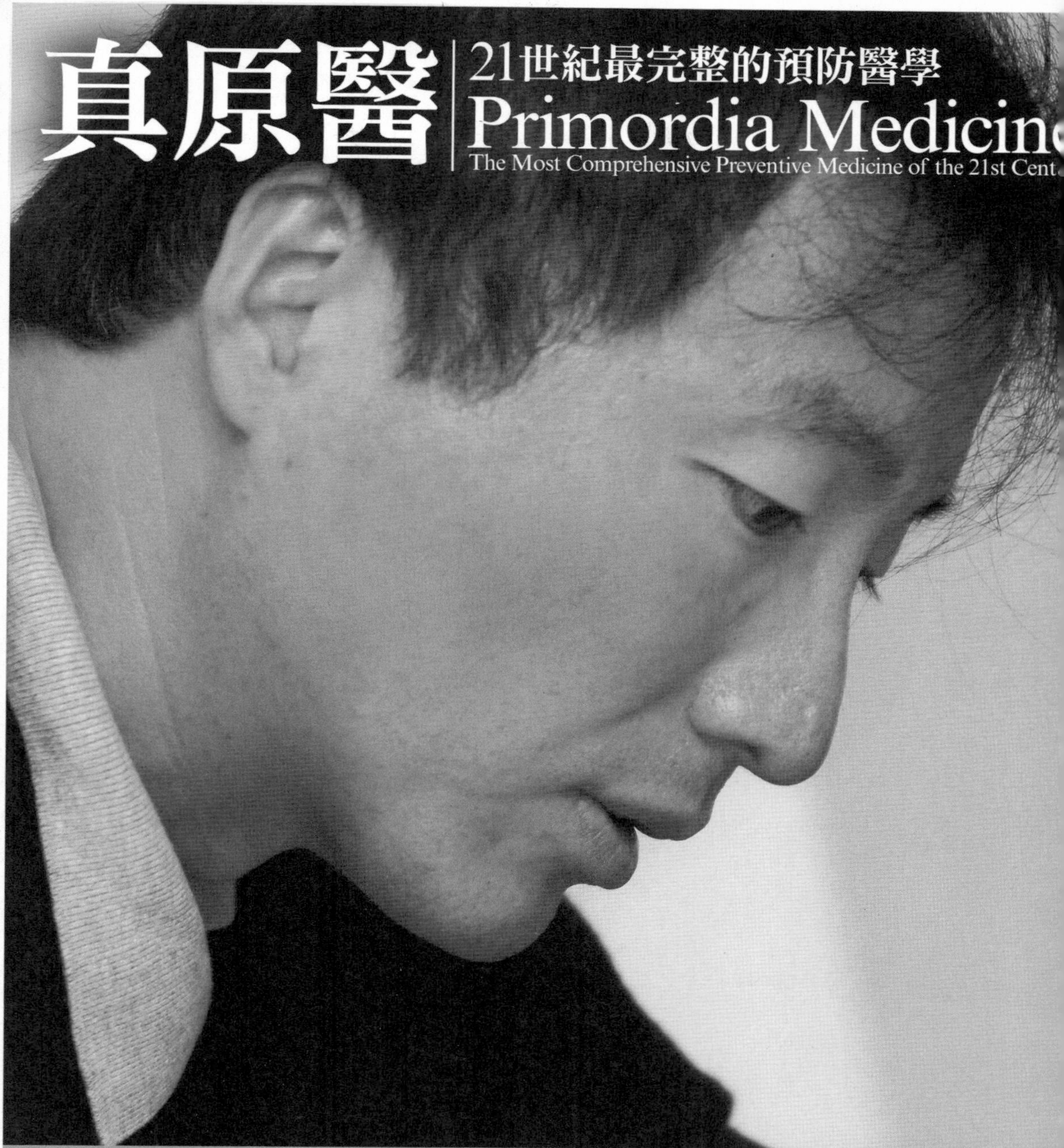

07 身心靈的全面診治

08 身心和諧與靜坐

推薦序

路程

台塑集團副總裁王瑞華

終於等到第一本預防醫學書籍的出版！

寫書，一直是定一的心願，希望有機會整合古今中外的智慧並與當今的科學結合，以簡單易懂的文字，將他多年來的探討、理解加上科學的認證與讀者們分享，希望或許能像他一樣，解開存在於我們內心中的一些困擾與迷惑。

定一從未停止過追求眞理。五歲時，當一般孩童都還似懂非懂的時期，他已經在探討人生大事，追問著母親：「人爲什麼活著？」他在巴西長大，十三歲時除了和同年齡的孩童一樣喜歡踢足球外，也熱愛政治，對於經濟活動能讓人們脫離貧困充滿了好奇與興趣。他當時曾鼓起勇氣寫信給尙未受平反的鄧小平先生，對於他所言「不管黑貓白貓，抓到老鼠就是好貓」的論點深表認同，更對他能夠不畏環境的壓力，堅持經濟與人民生活提升的勇氣表示讚賞。定一從小就對人類生存的意義、生存如何減少痛苦，如何能夠活得更好、更快樂，充滿了求知的興趣。

定一全家在他六歲時移民巴西，父親楊正民教授任教於巴西利亞大學。住在大學的教師宿舍裡，加上有著英文與葡文的基礎，從小就喜歡研讀各類的教科書、圖書館藏書與科學雜誌。十二歲已經決定未來要走向醫學研究，希望能進一步了解困擾人類多時的癌症細胞；它是如何形成，自身的免疫系統又是如何殺死病變細胞，希望研究能帶來醫學的突破，減少人類的病痛。為了追求他的夢想，他當時寫信給在美國洛克菲勒大學教學與研究的寇恩教授（Dr. Zanvil A. Cohn），表達了他對其研究的重要性與突破的欽佩，並希望大學畢業後能追隨他做研究。

如他所願，當他十九歲拿到醫學博士後即順利進入美國洛克菲勒大學攻讀第二個博士學位，在寇恩教授指導下研究發現了 T 淋巴細胞與殺手細胞如何殺死外來入侵體內的病毒和癌症細胞，並在洛克菲勒大學創下兩年拿下博士學位的紀錄。

洛克菲勒大學雖小，卻擁有全世界最多諾貝爾醫學獎得主，是一個隨時都有著重大研究突破，極具挑戰性與腦力激盪的大學。定一在大學研究、任教的十多年時間裡，有著年輕人的衝勁，更充滿了對研究的熱忱。我剛認識他時，常看到他在週末夜晚，當年輕人都到派對狂歡時，他一個人在實驗室裡，一邊聽著一九八〇年代的輕音樂，一邊做著實驗。他告訴我那時內心的寧靜與充實，是他一生永遠無法忘懷的。因此，他每年必定都有二、三十篇的論文在最好的雜誌發表，並在二十七歲那年就當上了大學有史以來最年輕的系主任。至今他對T淋巴細胞和殺手細胞如何殺死癌症細胞的發現與研究，在醫學教科書內已成爲普遍必讀的醫學知識。

一個對於科學充滿信心，熱中於研究又已相當有成就的科學家，要能夠跳出自己的研究，看清自己的研究是否有一天眞能解決這人類最棘手的病痛並不容易。雖然已被公認爲是一位免疫與癌症專家，但他漸漸明瞭，即使有最新、最好的發現與藥物來殺死癌症細胞，如果病人本身無法產生並維持健全的免疫系統，最後還是無法痊癒。

因此，他體會到了人體的奧妙，就是有最好的藥物能夠在短時間殺死大量的癌症細胞，最後還是要靠自身培養出健康的身體才能戰勝病痛。更進一步則是要追求如何在平常就保持健康的身體，有良好的防禦能力，使隨時都會在體內形成的病變細胞無法在體內生存。

這個理解對定一來說是一個極大的挑戰，特別是二十世紀主流的西醫一向著重於疾病的診斷與醫治而非如何保持健康的身體，一生的醫學背景在此時卻無法做出太大的貢獻。

困難從來無法阻擋定一的求知慾望，西醫無法提供答案，他從不同角度切入。看過上萬本古今中外、各類各別的書，他常常不食不眠，從幾千年前的哲學、宗教、醫學書籍到最新的醫學、數學、物理科學論證，從自身在實驗室求證到打坐、靜心體驗，他不斷的吸取知識，深思、體會，直到融會貫通，最後必然露出恍然大悟的微笑，接著又再進入另一個議題的挑戰。在這段時間，每天家裡隨著郵差的到來都要增加好幾本新書，雖然書架不斷的增加，但藏書也不斷增加，多到沒有地方存放。

今天出版的這本書將是他許許多多尚未與讀者分享的第一本書。定一的用心，希望讀者們能在書本中和我一樣的體會到。在這裡隨筆和各位朋友們分享他對生命的熱愛、探討眞理的路程，也讓我彷佛又重新經歷了他這一生從對科學物質的探討，走到對自我的了解與修正，或許走了一圈必須又回到他小時候的疑問，「人爲什麼活著？」

推薦序

科學的先行者——楊定一博士

國立臺灣大學校長李嗣涔

西元二〇〇〇年七月，當時我還擔任臺大教務長，把自己從一九九八年起所做氣功及特異功能如手指識字、意識微雕、生物意識工程等十二年的研究成果整理出書，書名《難以置信——科學家探尋神秘信息場》。出版兩個月後，臺大國企系湯教授來問我，王永慶董事長的女兒王瑞華及夫婿長庚生物科技董事長楊定一博士看了我的書，覺得很有興趣，想請我吃個飯聊一聊，我那時對我的發現恨不得與所有有興趣的人分享，自然很快答應了。

見面後發現楊博士及夫人都很年輕，大概才四十出頭。他先給了我幾篇他一九八〇年代在洛克菲勒大學做免疫學研究時在世界頂尖期刊《科學》、《自然》所發表的論文，描述白血球產生一種特殊的蛋白質武器「穿孔素」殺死腫瘤及受病毒感染的細胞的機制。我想他的目的是告訴我，他不只是做生意的商人，而且是學有專精的學者及科學家。於是我把過去十二年的奇遇及做特異功能的所見所聞，包括信息場的發現，詳細的講述給兩位聽。楊博士靜靜的聽完以後，淡淡的說：「我也講一些我的研究給你聽聽。」接下來我所聽到的故事，不但有信息場的探索、比我發現的還要深入、更根本；還有經過處理的水的一些奇妙的特性與古埃及流傳下來的一些知識的關係，並讓我見識一下這樣的水做成的產品，並滴一滴在我的舌頭上，我感覺這滴水一碰到舌頭，瞬間消失於舌頭皮膚之下。另外他也提到微量元素的神奇效果，這些現象及故事真令我瞠目結舌，回去以後幾天睡不著覺。

我想我已經夠怪了，勇闖科學的禁地十多年，受盡正統科學界的打擊，沒想到還有人更怪，不但比我更早闖入，在科學上還遠遠領先我的研究。於是我決定多瞭解這個人。

不久我馬上發現，我面對的是一個天才中的天才。楊定一博士的人生堪稱由一連串驚嘆號組成：六歲由臺灣隨父親移民巴西、十三歲考上巴西尼亞醫學院、二十一歲取得美國紐約洛克菲勒大學—康乃爾醫學院生化、醫學雙博士，一九八〇年代他二十七歲時就擔任洛克菲勒大學分子免疫及細胞生物學系主任，那些年中他研究免疫反應中細胞（如白血球、淋巴球）暗殺系統及細胞內自殺系統的關連性，最高峰在一年中發表超過數十篇科學論文在世界頂尖期刊《科學》、《自然》、《細胞》等，這些期刊是只要台灣有一篇刊登，都要上報發布新聞，由此可見他的驚人科學成就。二〇一一年諾貝爾生理醫學獎就頒給他在洛克菲勒的好友——當年一起研究不同免疫反應的拉爾夫．史坦曼醫師與另二位免疫專家，可以說楊定一博士的科學成就已到達諾貝爾獎級。

第一次見面的那天，他告訴我的小部份內容要等四年以後才知道他講的現象與撓場相關，有部份內容像是經過某些材料處理過的水可以成爲小分子水，幾年後我用核磁共振技術測量獲得證實。但是那天他講的大部份內容在十年以後的今天，我還在摸索中，我感覺他是科學的先行者，掌握了一些人體身心靈科學的祕密，是超出現代科技十年、二十年的知識及技術。

這次楊博士把過去所寫的文章教導一般現代人如何改變生活方式、轉變心念來恢復健康與福祉結集整理出書，並取名「眞原醫」，也就是「眞正原本的醫學」的意思，他從分子矯正醫學開始，由適量的天然物質來營造支持細胞正常功能的最佳環境，可以預防及治療疾病。故由飲食的新概念、姿勢與消化系統的健康到修身、修心到身心靈的全面診治，包含練功靜坐到行爲心性的改變，描繪出了一個恢復整體健康的藍圖。看來有些熟悉，但正如作者所說「眞原醫」既是古代也是現代，既屬常識也屬專業，既是神學也是科學，我深切瞭解作者是有資格講這樣的話，我努力從文章中找出他透露先進知識或研究的蛛絲馬跡，倒也讓我發現一些：第十一章「身心共舞」他提出宇宙四種主要作用力——強作用力、弱作用力、電磁力、重力，還有「眞原場」又可稱爲「意識場」或「慈悲場」，與我提出的「信息場」，幾乎是同樣的概念，但又更深一層。第一章的「同類療法」及分子矯正醫學所提微量元素的重要性；第十二章「教育中的感恩種子」提到孩童每天二、三十分鐘經典朗讀的驚人效果。

這是楊博士的第一本著作，從徹底改變心念才能眞正恢復健康的「眞原醫」觀點出發，替他所瞭解的宇宙實像做了初步的闡述，大家如果能遵照奉行，想必能夠恢復身心的健康，過比較快樂的生活。我希望有一，未來就有二，我苦思了十年不得解的問題能從他以後的著作中逐步解密。

序

楊定一

出版本書乃希冀能藉此與讀者分享一些現代人所需的健康與生活概念。書中知識是前人所累積的智慧，源自世界各地古老文化並經過千錘百鍊。雖然我曾嘗試以現代的科學資訊更新這些知識，但觀念中的眞理，卻是亙古不變。

全書的核心在於明白「**只有徹底轉變心念，才能恢復健康與福祉！唯有全心全意，身體力行追求平衡的生活模式，才能眞正恢復健康。**」換言之，要達到最佳的健康境界，必須全方位改變生活：包括飲食、運動、呼吸、思想與情緒管理。總之，要從生活中每一件事做起。

健康需要藉由徹底改變日常生活規範以及面對周遭世界的方式來獲得，因此健康也正是這種發自內心改變的成果。如此說來，健康是要主動追求而無法被動獲得。此外，健康也是一種綜合指標，說明我們日常的生活與思考方式，而不僅是以毫無生命的實驗數據所證明的身體狀態。我要說明的是，健康不只是身體表象也是心理狀態；

兩者事實上是一體的，卻也彼此影響。環境與周遭的健康也同樣會影響個人健康，而個人的健康也與地球、社會整體的健康有關。反過來說，生理與心理都真正健康的人，自然也會協助恢復環境與周遭事物的健康。

這裡對健康的定義或許較讀者所熟悉的定義廣闊。但是，對世界上千千萬萬早已在日常生活中，力行老祖宗保持身心健康方法的人而言，這可能是再自然不過的常識。畢竟要保持最佳健康，還是離不開最基本的常識！令人惋惜的是，隨著多年來科技的發展與生活腳步的加快，我們可能已失去這項自然本能或常識，反而以前所未有的狹隘方式來界定健康。

本書意旨在以各種方法，提醒我們回到自我——相信生存與追求健康的本能，即使身處於瘋狂又無可逆轉的世界，也不會在此過程中迷失自我或失去健康。

只要想想看，人類史上從未有像現在如此快速的生活步調，過去五十年來科技的進步已遠超過整個人類歷史。因此，我們也合理懷疑人們在調適身心時，所面對的挑戰是人類進化史上前所未有的複雜。

儘管現代醫學已如此地進步，但還是有各種慢性疾病持續困擾我們，且有年輕化的趨勢。這些疾病不只是憂鬱與心理疾病，還有退化性疾病、癌症、心臟血管與新陳代謝失調等疾病。

人類也從沒有像現在如此地不快樂，以及對未來的不確定如此焦慮。以上種種導致一種疾病狀態，那是無法單純只依賴藥物就能醫治的。

※　※　※

我是受過正統西醫訓練的醫生。事實上，在早期的學醫過程中，也曾接受各種傳統醫學的訓練。因此，我絕不否定西方醫學，而是覺得有必要接納古今中外醫學的各個領域。**我採取整合方法，希望將人視爲一個整體，而不是分解成各個器官與系統。我們做爲病患時，沒有人會希望身體被分解成各個器官來看待；因此，我們需要的是整體療癒，包括身、心、靈。**儘管現今醫學在特定領域已達高度的奇蹟，卻仍然有急迫的需要來恢復醫學的完整與和諧。除此之外，很清楚地，我們也需要身心的統合。

我相信全方位的醫學是結合全世界所有的醫學奇蹟，是沒有界限的，也必須是兼容並蓄，不會有門戶之見。因此，對我而言，沒有所謂的傳統、非傳統、東方、西方、或甚至所謂的祕教醫學，只有能夠眞正發揮成效的醫學。在定義上，其實醫生也是科學家，因此必須以開放的態度，面對各種追求健康的方法。多年來，我曾邀請多位醫生以自己及病患爲對象，用科學方法檢驗健康的傳統定義；能以開放的態度接收資訊的醫生，結果都能成功維持自身及病患的健康。你可在本書中看到摘述。

在這裡，我要討論的是一個人的全方位治療，不只是從某一系統或器官的觀點。

我認爲疾病雖然只有局部症狀顯現，但表示整個身體或系統出現失衡。因此，所有疾病都必須由治本做起。對年輕的醫生，我一直以「治人先治己」這句格言相與勉勵。我的意思是以前的醫生都從治療自我身心做起。換句話說，好醫生必須能夠力行對病患的建議。

我很早就開始研究所謂的非傳統醫學，也有幸服務於多個享有盛譽的組織與機構，如美國國家衛生研究院與其他機構。本書所要公開的資料，雖非全新的資料，卻也是歷久彌新。許多推廣健康的活動，往往欠缺實行細節，或因主辦人的個人偏愛而忽略健康的重要元素。就我的經驗，本書中提及的任何健康細節都是不容忽略。例如在運動方面，身體的關節必須放鬆與伸展，經多年研究，我發現最有效的方法就是我稱之爲「螺旋運動」或「螺旋動力學（vortex dynamics）」的扭轉運動，可達到最大的伸展效果。

再舉一個例子，我的飲食觀念是要達到「均衡」。根據已知最先進的科學資訊，礦物質與微量元素都是健康的關鍵所在，但現在追求完整身心健康的修煉者，對這方面卻未必完全瞭解！

綜合整體的知識，包括古代與現代、自然與精神及身體與情緒，我發現其所創造的醫學或許才是二十一世紀所能成就的最佳預防醫學。我將這種醫學稱爲「眞原醫

（Primordia Medicine）」，因爲既是古代也是現代，既屬常識也屬專業，既是神學也是科學。所以這個名稱也是擷取古人智慧，根據今日的標準與用語，再加以改良。

※　※　※

與所有其他醫生一樣，我的早期背景也是所謂的「化約論醫學（reductionist medicine）」，這種醫學將整體簡化成許多部份，最好能簡化成分子與原子。因此，我在紐約市的洛克菲勒大學——康乃爾醫學院長期服務期間，一個已有近三十位諾貝爾獎得主的醫學殿堂，我有幸爲免疫學領域貢獻一些重要的發現，而今天這些發現已被納入許多生物與醫學的教科書中。

一九八〇年代，我與兩位科學家於研究細胞的暗殺系統時，首度發現白血球（特別是淋巴球）會產生一種特殊的蛋白質武器「穿孔素（perforin）」，能夠殺死腫瘤以及受病毒感染的細胞，並對穿孔素進行了包括蛋白質純化、蛋白質定序、生化機轉、基因轉殖、基因剔除等，完整深入的研究後，不僅發現動物的細胞免疫（cellular immunity，如T細胞、殺手細胞）與體液免疫（humoral immunity，如B細胞、抗體系統）中都擁有此類蛋白質武器系統，更對於疾病的發生來源進行了詳細的研究，目前這發現已普遍地被運用在癌症治療上。此外，我們進一步發現此武器系統竟然是自然界中一般微生物（包括變形蟲、細菌、眞菌等）殺滅敵人的共同機制！

之後，我又發現當白血球碰觸到病原細胞表面時，會啓動病原細胞內一組特殊的基因，最後竟然引起病原細胞的自殺死亡！我深入研究這一組特定的自殺基因後，發現與存在自然界中所有生物細胞內能引起細胞凋亡（apoptosis）的自殺基因完全相同，這個發現可以完整解釋自然機制中細胞的暗殺及自殺系統之間的關聯性！

這段期間眞的令人非常振奮，在我的實驗室中，幾乎每天都有與生物或醫學相關的新發現。我們在科學研究最高峰期間，一年發表超過五十篇重要科學論文在指標性國際科學期刊，如《科學（Science）》、《細胞（Cell）》、《自然（Nature）》、《美國國家科學院院刊（Proceedings of the National Academy of Sciences，PNAS）》等，其中有許多篇被刊登爲封面專題，那都是我們努力的成果。

洛克菲勒大學腹地雖小，但在其獨特且濃厚的學術研究風氣下，我們每天都有精彩的科學發表，還有許多同事對醫學發展有深遠的貢獻。

二〇一一年十月三日諾貝爾委員會公布該年的諾貝爾生理或醫學獎，就是由我在洛克菲勒的好友拉爾夫．史坦曼醫師（Ralph Steinman）與另二位免疫專家共享這項殊榮。得知他獲獎的消息很爲他開心，立即撥電話想傳達恭喜之意，但電話另一端卻傳來令人震驚的訊息，拉爾夫在獎項揭曉的前三天因胰腺癌辭世，尚不知自己獲得這項科學家夢寐以求的榮耀。

我的心情瞬間由喜悅轉爲沉重，感嘆命運的安排眞是喜悲交集。諾貝爾委員會在一九七四年改變規章，不再頒獎給已辭世者。今年諾貝爾委員會投票定案時，並不知道拉爾夫已辭世，這也是新規章後首度頒獎給辭世者。如果委員會在公布名單前獲知拉爾夫與世長辭，拉爾夫可能與此殊榮無緣，現今獲此榮耀卻遺憾地未能得知。

幾年前拉爾夫曾規劃來台探訪我，可惜因診斷出胰腺癌而未能成行。回想三十年前，我和拉爾夫在洛克菲勒布朗克實驗室四樓狹隘的空間中，數不清有多少個夜晚，兩個熱中科學的年輕人隔著實驗桌埋首於研究中，拉爾夫正進行樹突細胞（dendritic cells）的研究，我則嘗試解開自然界殺手細胞暗殺系統之機制。那時他是來自哈佛大學的年輕醫生，我甫取得生化、醫學雙博士。我們的指導老師寇恩博士（Dr. Zanvil A.Cohn）不僅是巨噬細胞生物學之父，更是有資格獲得諾貝爾獎的免疫學大師。

一九八〇年代，我搬到二樓設立新的研究中心，拉爾夫和我各自的實驗室都是當時發表最多免疫研究的單位，雖吸引各界目光，卻也引起不少質疑。令人安慰的是，日後科學都驗證了我們各自的大膽推論是正確的。

除了拉爾夫，在布朗克實驗室還有許多傑出且獲頒諾貝爾獎的同事，如三樓是與我共同開課「細胞生物學（Cell Biology）」十多年的老朋友，發現蛋白質如何在細胞內運送的布洛貝爾（Gunter Blobel，一九九九年諾貝爾獎得主）；五樓有發現輔酶 A

的李普曼（Fritz Lipmann，一九五三年諾貝爾獎得主）；六樓有證明細胞核糖體是蛋白質合成之工廠的帕拉德（George Palade，一九七四年諾貝爾獎得主）；七樓有發現溶酶體的杜維（Christian deDuve，一九七四年諾貝爾獎得主）；九樓則有闡明免疫球蛋白結構的艾德曼（Gerald Edelman，一九七二年諾貝爾獎得主）。

讀者們可別誤會八樓並無重大突破，事實上其研究是科學界相當關鍵的里程碑，

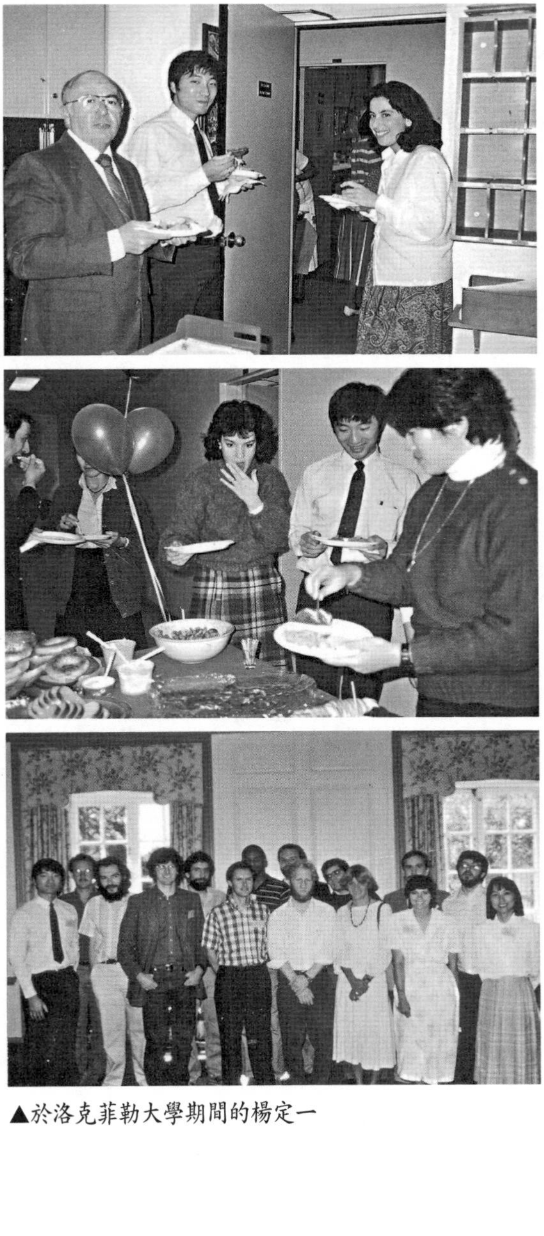

▲於洛克菲勒大學期間的楊定一

八樓的馬卡蒂（Maclyn McCarty）發現了ＤＮＡ就是遺傳物質，我們都看好他會因此突破性發現而獲頒諾貝爾獎，可惜後來諾貝爾獎是由ＤＮＡ雙螺旋結構的發現者華生（James Watson）與克里克（Francis Crick）共同獲得。不論得獎與否，這些傑出科學家都是值得我們學習的榜樣。

在洛克菲勒大學——康乃爾醫學院服務的日子裡，我一年中往往要花好幾個月的時間，到世界各地發表演講、著書與審查論文。但這些突破以及振奮過後，我很快便注意到這些研究成果竟與整體健康無關。我理解到，如果缺少醫學知識與養生之道的整合，我協助創造的知識並不足以恢復自身或其他人的健康。此外，愈深入鑽研科學，反而可能變得機械化，也與心靈漸行漸遠。

我早期曾在美國國家衛生研究院癌症研究所擔任顧問工作，因而有機會參加當時由美國輔助及另類醫療中心（原稱為Office of Complementary and Alternative Medicine，現今改名為National Center for Complementary and Alternative Medicine）贊助的非傳統醫學發展與整合工作。這已經是二十多年前的往事，當時它還是一個剛萌芽的醫學領域，由於太過另類或奧祕，多數醫生都會拒絕。

後來有幸成為非傳統與替代醫學專題雜誌《科學與醫學（Science and Medicine）》的主編，《科學與醫學》是由《科學人（Scientific American）》創辦，它也是全球發行量最多的科學雜誌，每月發行量都在一百萬份以上。由於早期的行政、教育與編輯經驗，讓我得以涉獵世界各地的主要醫學流派，了解各自背後的實證依據。對我而言，醫學必須有實證依據爲基礎，我一部份的工作便是確認所研究的每一個傳統醫學觀念，是否有足夠的實證依據。

經過研究，我發現即使身爲醫生也可能對於營養、運動、情緒管理等常識所知有限，並將之貶爲人類行爲的冷門領域，所以我必須自修這方面的知識。過去多年來，我一直有一項重要的工作，便是將我從世界各文化所搜集的知識，轉化爲主流醫學，希望年輕的醫師們不用像我那樣辛苦，就能獲得這方面的知識。

也許有人會認爲本書提供的許多知識與實踐方法，本質上都不屬於醫學範疇，但**我認爲眞實且可執行的科學，只要是有利於大衆，實在不必有門戶之見。這也是物理學、化學與所有其他學科所追求的「統合場（unified field）」，意即能夠整合人類行爲各方面的知識，不論是神學或是數學。**所以若有矛盾，也只是在人的一念之間。

※ ※ ※

本書彙整了我多年來所寫與發表的文章與演講，其中幾篇是特別爲病患朋友所寫，幾篇是應雜誌、報紙邀約而發表的專欄文章。藉此機會，眞誠地感謝許多認同的媒體朋友協助預防醫學的推廣。由於本書設定讀者群爲一般民衆，與過去所寫的許多科學與醫學著作不一樣，因此，我並未採用醫界所用的那種嚴肅學院派理論，在此希望具專業背景或較嚴謹的讀者寬容與見諒。其實讀者若有心進一步瞭解或搜尋資料，可以參考的相關文獻是相當豐富的。此外，本書爲英文撰寫後翻譯成中文，如譯文未能完全補捉原文韻味，敬請讀者見諒。

本書得以結集成書，以及進行嚴謹的編輯，要感謝長庚生物科技的呂欣欣老師，以及其他同仁的協助。我特別感謝陳靜雯小姐，全心全意協助我向大衆推廣眞原醫學。在這段期間，我見證她與許多協助我的同仁，在心靈上的轉變。我也要感謝《天下》雜誌群的發行人殷允芃小姐及負責出版的《康健雜誌》，正因爲她們的堅持與鼓勵，促成本書的出版。

我的父母是寫作本書的靈感來源，特別是他們在生活中給予我的關懷與寬容，他們一直都以身作則，爲我樹立良好的榜樣。我也在此感謝我的岳父、岳母，一直待我如親生兒子。

最後，我要感謝我的三個子女——元寧、元平及元培，感謝他們體諒我這個父親經常缺席家庭活動。最重要是要感謝內人瑞華，她無限的支持與鼓勵，以及對我工作完全的信賴，讓我得以完成本書。

01 重返完美平衡的原始

01 21世紀預防醫學是健康的關鍵

簡單卻關鍵的觀念

在一百多年前，歐洲醫院約有三分之一到二分之一的產婦死於產褥熱。當時醫界耗費了很多心力，想找出這個可怕的流行病病因，卻徒勞無功。維也納的史模懷斯醫師（Dr. Ignaz Philipp Semmelweis）懷疑，醫師的手是眞正的禍首，認爲醫師的手碰觸過一個又一個病人，甚至解剖死亡病患的屍體，因此推論一定是醫師的手藏有病原體，將之傳染給產婦。然而，當時許多醫師都藐視史模懷斯醫師的推論，認爲這個想法太過簡單、不可能。

但是事實證明，醫師的手的確是產褥熱的禍首。因此，史模懷斯醫師建立了非常徹底的洗手法，得以遏止感染的擴散。他的發現開創了衛生學、外科學，以及婦科學的新時代！

史模懷斯醫師的推論生前並不被認同，死後才被擁爲「女性救星」及醫學領域的革命先驅。簡言之，這是因爲他的發現太新穎、太簡單，而且太重要了。

最佳健康狀態，從體內環保做起

醫學的發展不應只著重在疾病診斷與治療。實際上，這是健康醫學的時代，預防醫學與對症療法都是重要的醫學環節。

奧地利知名醫師馬耶爾（Dr. Franz Xaver Mayr），窮極一生都在提倡「健康科學」，反對「疾病科學」，他撰寫的《淨化血液及其他體液（Cleansing the Blood and Other Bodily Fluids）》及《溫和輕食（Moderate Elimination Diet）》，是現今自然療法運動的基石。

馬耶爾醫師的健康理論非常強調消化系統。現代人的食物攝取量比以前的人多，更因爲種種因素，很多食物已因缺乏天然營養素或礦物質而不完整。

過量且失衡的飲食，導致我們的消化系統長期過度負擔，慢慢影響到體內各個器官，進而引發種種慢性病如高血壓、類風濕性關節炎、糖尿病、動脈硬化等，很多人稱之爲「文明病」。

馬耶爾醫師呼籲，應從消化系統開始進行身體的「內在清潔」。透過與全世界上百萬人分享的終生計劃，馬耶爾醫師察覺到，徹底清潔不只可以幫助原本百病纏身的病患恢復精力，也可以使正常人擁有「最佳健康」，也就是達到一種從客觀角度和個人主觀感受上都是「最佳」的狀態。經過數十年的研究，馬耶爾醫師在他的《健康診斷（Diagnostics of Good Health）》中提出了結論，所謂健康不僅是沒有生病，應該還可以簡單地判定：

（1）個人健康狀態偏離最佳狀態多遠。

（2）個人健康是否已經改善或惡化。

（3）何種因素對健康有正面或負面的影響。

爲什麼大部份醫師喜歡用藥物和器械來治療疾病，理由已經很明顯，因爲目標清楚，對症下藥便是。

相形之下，預防醫學則需要更長時間的觀察來找出身體細微的變化，所以不如傳統醫學普及。

幸好現在已經可以定義最佳健康，而且在未來幾年中，焦點會放在開創評估「健康狀態」，而非「疾病狀態」的客觀標準。運用上面這些標準，就可以比較客觀地重新定義預防醫學，一般民眾也能簡單地自我評估。

身心靈的全面醫學——真原醫

幾乎所有的製造業都發展了「預防與預知保養」，以使機器的使用壽命達到最大。這樣的作業系統不只是預防，也可以預測工廠中的某部機器是否會故障。在日常生活中，人們也運用許多方法評估與保養汽車狀況，但卻常常忽略自己的身體，等到注意時已經太遲，再也找不回健康。

事實上，健康應是主動經營落實得來，而非被動等待得到。每個人都應全心全意致力改變自己的生活習慣，接納健康照顧的新概念，並對自己的飲食習慣、體型、運動養生法、壓力管理、習氣、情緒等，有更深入的瞭解。

近百年來，西方醫學在診斷和治療領域上，有許多突破性的發展，也確實幫助了無數病患。但除了正統醫學診斷與治療外，推廣「醫於未病」的預防醫學，也是醫學系統中重要的環節，從預防端做起更能幫助大眾免於疾病之苦。

預防醫學不僅是健康的嶄新觀念，也是全面且完整的健康生活體悟，我們應以開放的心胸去接納益於健康的生活細節。例如，人們的問題是飲食過量而非不足，就應攝取正確的食物幫助體內淨化，而非增加身體負擔；應調整呼吸方式、建立運動的習慣等。許多舊觀念與習慣需要被調整，點點滴滴建立全新的保健觀念。

我們必須不同以往，以顧及身心健康與平衡的方式來教育孩子，而不是只把焦點偏重在未來的工作市場。爲了地球和人類，以及萬物的永續生存，我們必須使生活回歸自然，採取和諧與條理分明的生活型態，而不是繼續生活在追求物質享受的忙碌之中。唯有透過這些改變，人們才能回歸充滿意義、創造力以及有目的的生活。

一旦瞭解這些之後，你需要很大的勇氣與決心進行改變，也需要持續不懈的訓練來維持。因爲這些正向改變，你將能充滿新的活力與積極的人生觀。因此，你對自己、家人，對身邊的人、環境，以及對整個社會都會有截然不同的看法，你必然也會擁有一顆充滿希望、寬容、悔悟及慈悲的心。這種改變會自然地散發出來，毫不費力地散布到生活的所有層面。

而當我們以轉變的心念重新去理解世界或幫助他人時，其實也踏出了自我療癒的第一步。全面且完整的健康生活體悟，是最古老卻也最經得起時間考驗的預防醫學，我稱這身、心、靈的全面醫學爲——「眞原醫（Primordia Medicine）」。

02 從分子矯正醫學到眞原醫

傳統西醫與分子矯正醫學

西醫在過去百年中進展神速，其治療策略在於擅長運用藥理移除或抑制症狀的「對症療法（allopathic）」，例如給高血壓患者服降血壓藥、用止痛劑消除疼痛、運用抗生素來治療感染症狀等。事實上，對症療法的確幫助了許多患者，而且也發展出許多功效卓越的藥物，造福了成千上萬的病患。

分子矯正醫學與傳統西醫的差異在於，前者認爲身體重新補充的元素能帶來完全的康復，後者則認爲身體需要截然不同的外來物以進行干預。

「分子矯正（orthomolecular）」一詞，出自諾貝爾獎雙冠得主萊納斯・鮑林博士（Dr. Linus Pauling）在一九六八年發表於《科學（Science）》期刊的研討會論文。論文中，鮑林博士主要的研究興趣在以大量維生素治療心理疾病，特別是精神分裂症。他相信腦內環境與衆多心理疾病相關，只要調整體內天然營養成份的含量，就能矯正與疾病相關的化學異常。

分子矯正醫學的核心觀念是提供身體大量天然營養素，便能預防並矯正各種身體缺陷或疾病。鮑林博士此舉在當時被科學界的同儕忽視，然而，時隔四十年後的今日，幾乎可以說他是關鍵性先鋒。他開啓的不僅是成長最快速的醫學領域，其影響力更是遠遠超過批評他的人。鮑林博士當年開創的其實是「分子矯正精神醫學」，如今，分子矯正醫學的發展早已經超越了鮑林博士原本的想法，延伸到醫療健康相關的各個領域。全世界已有上百萬人安全地證實了他的想法。

一股新的趨勢正在成形，人們開始希望藉助自身防禦系統和痊癒機制來達到健康。人們也漸漸認同，對身體而言，擁有足夠的天然物質，如維生素、胺基酸、微量元素、脂肪酸等，就能營造出支持細胞正常功能的最佳環境，而用適量的天然物質來預防並治療疾病，就是最好的治療方法。

運用生物能量治病——同類療法

「分子矯正醫學」與「同類療法（homeopathy）」有密切的相關性，兩者都認爲將營養素重新導入體內後，必會引發所謂的「好轉反應」，也就是身體會產生一些急迫的改變，代表身體正在進行痊癒的淨化反應，包括疼痛、發燒、打寒顫、關節疼痛、皮膚潰爛、舌頭外觀改變、排泄習慣變化等。

這些體內淨化的好轉反應徵兆，在許多方面都與疾病的病情變化非常類似，這也是「同類療法」一詞的由來。

特別的是，同類療法奉行無限小定律，物質在使用前必須經過高倍的稀釋，使稀釋溶液中幾乎沒有藥物分子存在的地步，與其說是這個物質的化學性質在治病，更應該說是利用它的生物能量來治病。

同類療法在兩百年前剛發展時，高倍稀釋（又稱「高能激盪」，因須不斷用力搖動藥瓶）是絕對必要的，因爲當時使用的治療物質都是對身體有劇毒的物質。這些毒物之所以雀屏中選，正是因爲它們能使病症再現，這也正是同類療法的首要原理。爲了安全使用這些毒物，唯一的方法是將它稀釋到對人體無毒，但仍然能表現出模擬病徵的排毒症狀。

而分子矯正醫學不是對毒物做高倍稀釋，而是爲病人提供大量營養素，以調校體內的化學平衡。由此來看，分子矯正醫學因符合現今的化學定律，所以比同類療法更能被現代醫學接受。

傳統醫學與非傳統醫學的平衡點

在傳統醫學和分子矯正醫學之類的另類療法之間，一定存在著一個平衡點。只要是能眞正幫助人就値得推廣。

換句話說，當選擇預防保健的養生方法時，也不要偏廢了常識的力量。即使是西藥，只要能夠發揮療效，而且沒有其他替代方式，沒有道理不去用它。當然，在做這些判斷前，當事人應該全面評估是否有其他更好的方案，最後應以病人的福祉做爲判斷的準則。

分子矯正醫學應發展至下一個層次，以天然營養素來調校體內化學失衡，在疾病的預防與控制上，確實能獲得可觀的結果。但還是要強調平衡的重要性，因爲身體會這麼渴求大量營養素的情況，其實還是很少見的。

天然維生素、礦物質和有機酸化合物，包括胺基酸、必需脂肪酸等的平衡搭配，會比單一元素過量使用更能產生效果，這也是爲何多年來我一再推廣天然、未加工食品的原因。

由內健康到外

我們應該以敞開的心胸去瞭解每一種科技、每一種療法，因爲只要能讓當事人完全痊癒，徹底地由內健康到外、身心回復平衡的療法，就是最佳療法。

疾病並不像現在一般人想的那樣，是單純生理或心理的現象。所以，最好的療法是要深入疾病核心，而不是只治療疾病的徵兆。

不論處理任何健康或疾病的問題時，都一定要以人的整體爲考量。只要有適當且良好的資訊和溝通，相信患者和醫師都會願意選擇平衡的健康觀點，並將身心靈視爲整體治療的對象。這麼一來，相信常見的各種健康問題都將消失。

此外，大多數傳統醫學所持的「簡約處置（reductionist approach）」，都只能提供部份的健康解答。即使是過量的維生素或其他天然營養成份，也不見得能夠矯治病根。

健康不能只被切割爲分子和化合物而已，和諧的整體有賴身心靈平衡。人類不只是細胞的組合體，也不僅是遺傳程式的表現，除了肉體，我們還有智慧、創造力，所以整體平衡絕非單靠矯正化學物質就能輕易達到。

這也是**爲何我多年來一直推廣「眞原醫」，因爲健康不能只靠吃藥或某種營養素**

來維持，病人本身必須主動積極，才能維持並促進自己的健康，包括改善生活型態、適度運動、攝取正確的營養、徹底改變心念等，才能將疾病連根拔起。

換句話說，唯有患者確實努力，方能掙得自己的健康和康復。健康是每個人的責任，也唯有自己，才能真正對自己的健康負責。

03 中西醫合璧的整體療法

中醫或西醫的就醫抉擇

曾有朋友問我，身體不適在就醫抉擇時，是否西醫較中醫來得科學化呢？其實我認爲並沒有孰優孰劣，中、西醫各有其特色，只要能眞正爲病患謀福祉的就是最佳療法。

一般理解中的中醫，其實傳承了各文化中最古老的智慧與豐富的實務經驗。中醫重視人與自然間的完美和諧，認爲自然環境與氣候變化會直接或間接地影響人體健康，因此會配合時令與生活習慣來調整體質，有時運用草藥、針灸、按摩、推拿、氣功等種種技巧來輔助。豐富且多元的草藥是大自然提供的最好禮物，配合不同體質各有相對應的草本配方，以自然的方法建立人體的防禦系統和療癒機制來防治疾病。

中醫非常重視人體各部位相互間的複雜關係，視身、心、靈爲不可分割的整體。

在其理念中，人體如同一個和諧的小宇宙，臟腑氣血間存在著相互影響的微妙關係，而如何恢復體內原有的平衡與和諧，則要從體質調理著手。

中醫著重宿主（host）的體質調理與生理狀態，依據不同經絡、臟腑屬性和虛實寒熱症狀，配合患者的體質分類（biotype profile）——「風、寒、暑、濕、燥、火」等症狀，量身提供最適合該患者體質的診療，宏觀地整體調理而非局部治療。認爲許多疾病根源於體質上的失衡，如何回復人體原有的均衡則是中醫最精深的專業。中醫的整體療法與豐富草藥知識都經歷數千年的考驗，並成功療癒無數患者，所以才能世世代代地被完整保留，對於古人的智慧我們應以開放的心胸肯定與尊重。

西醫則是對症診療的實證科學，針對不適的部位對症紓緩或解決問題。站在西醫的觀點，人體是由種種生理變數（variable factors）組合而成。生理上的種種變數會相互影響，當生理變數呈現不均衡的狀態時，就是疾病的根源。

因應時代與患者的種種需求，西醫不斷地發展各科專業化，把整體細分爲各部位的診治科別，又從各科別發展出更詳盡的說明與診斷。爲因應患者的需求，西醫除了內科、外科、婦科、兒科等專科外，又從這些專業科別發展到「次專科範疇（subspecialty）」及「次次專科範疇（sub-subspecialty）」。

在不斷的發展與進步中，西醫的分科日趨細分與專科化，西醫以簡約處置

（reductionist approach）將複雜的問題化約至最小，由多元變數（multivariable）化約至單一變數（univariable），多年來以化約式解答了許多生物上或醫學上的問題，也幫助了無數受苦的病患。

中西醫整合的未來趨勢

中西醫雖存在著觀念與哲學上的歧異，我認爲中、西醫必定會整合。

這一百多年來，西醫發展趨勢由粗重體（gross body）邁向微細體（subtle body），也逐漸重視微細體與致病因子的關聯性。舉例來說，繼X光檢驗技術發明後，又發展了電腦斷層掃瞄（CT）檢驗，更進而發展到核磁共振攝影（MRI）等先進檢驗技術，除了提供非侵入性（non-invasive）且更精準的檢驗服務，更強調以微細體的機能來呈現生理狀態。而過去大家認爲中醫理論中很玄的「體質」，現在已可用最先進的西醫檢測技術來證實！

近年來，基因體學（genomics）運用基因表現分析（gene expression analysis），分析許多生理上的變數，這在過去被視爲不可思議。進而又延伸到蛋白質體學（proteomics），甚至代謝學（metabolomics），更詳盡地監測下游的蛋白質體與代謝物在生理上的變化，高速地分析出生物代謝體與其他可管制的影響，測量出個人體質與疾病根源的關係，不僅歸納、分類出不同體質，運用這些資訊更能進一步調整藥物至最適當的療效。

個人化（personalized）的體質歸納與客製化（customized）的醫療服務，不正回到古人強調體質與疾病的關係嗎？

隨著醫學不斷的發展，西醫發展趨勢會由粗重體走向微細體，由形體走向能量體，由有形走向無形。當西醫發展到愈微細的範疇，愈會認同中醫的整體療法觀念是正確的。從另一個角度來說，中醫也會同意現代科學與先進科技能落實運用，以幫助解決健康問題。

相信中西醫的整合會帶來最先進、最完整的二十一世紀醫學觀，走向將身、心、靈視爲整體治療的整體療法，這不但是古人的智慧呈現，也是最現代的醫學。

全球同心，發展生物標記分子技術

隨著基因體、蛋白質體與代謝體分析技術的進步，發展生物標記（biomarker）分子技術，不僅爲癌症及其他疾病的早期診斷、術後評估及治療帶來新希望，而且能夠以科學的角度，解答中醫長久以來所有關於「體質」的論述，對於中、西醫的整合無疑是非常重要的里程碑。因此，我決定大力推動相關的研究項目，而這需要全球學者攜手共同努力。

有鑑於此，我鼓勵長庚大學的同仁們與哈特韋爾教授（Prof. Lee Hartwell）全面合作進行跨國研究計劃。哈特韋爾教授因對癌症研究的重要貢獻，與前洛克菲勒大學校長保羅·諾斯爵士（Sir Paul Nurse），共同獲頒二○○一年諾貝爾生理或醫學獎，恰巧哈特韋爾教授也是長庚大學包家駒校長攻讀博士後研究時的指導老師之一。

在與哈特韋爾教授合作的研究計劃中，我們選定幾種疾病如癌症、糖尿病、心血管疾病等做爲生物識別特徵（biosignature）的技術研究平台。其中，以蛋白質體做癌症生物指標（Cancer Biomarker Discovery Program）與全民癌症篩檢早期生物指標（Last Cohort Program）的兩項研究議題，因其重要性與影響力，在二○○四年亞太經濟合作會議中被列爲生命科學領域（Life Sciences Innovation Forum）之重要議題，同年，也被列入人類蛋白質體學組織（Human Proteomics Organization，簡稱ＨＵＰＯ，相當於當年之人類基因體組織）工作。

此外，我們也與國內外具影響力的學者交流科學新視野。比如說，長庚大學與台灣蛋白質體學會共同舉辦「二○一○疾病標誌國際研討會暨蛋白質體年會」，邀約許多在國際間有卓越成就的學者共襄盛舉，如哈特韋爾教授與中研院翁啓惠院長，都在會中分享了生物醫學技術的新觀念。在生物有機化學及醣分子科學的貢獻早已受國際重視的翁院長，不僅對該次研討會十分肯定，更提出未來長庚大學、長庚醫院能與中研院密切合作的期待。

對我來說最有趣的是，會中我整理並分享了過去在洛克菲勒大學所進行的免疫系統研究，與解開殺手細胞暗殺系統機制之經驗，感覺彷彿回到洛克菲勒一九七〇～八〇年代研究生涯的黃金歲月。不光是喚起我對往日時光的懷念，本次研討會能獲得國內外學者的一致肯定也讓我充滿信心，相信結合全球科學家的力量，未來醫學必能整合成中西醫合璧的整體療法，以幫助更多民眾免於疾病之苦。

02

環境與健康

04 完整的全光譜

能量源自陽光

現代人因為生活型態與居住環境的種種限制，除了休息與睡眠以外，許多日常活動幾乎都在建築物內進行，包括上班、上學，或者是多數休閒活動。因此，很少有機會可以充分接觸到自然陽光，即使有機會走到戶外，有些人因為觀念上的偏差，也會用各種方法儘量阻擋陽光。

事實上，陽光是所有生物（包括人類）能在地球上生存與生長，最重要、也是最基本的條件之一。我們攝取的所有營養物質、礦物質與維生素都具有它們本身獨特的能量吸收光譜。

早在一九六〇年代，因為發現維生素C而得到諾貝爾醫學獎的桑德哲基教授（Dr.

Albert Szent-Gyorgyi）曾表示，「人體所有的能量都源自太陽的光線。」因爲陽光供應植物生長所需的所有能量，植物經由這些能量合成了生存及生長必須的營養物質，同時將來自太陽的能量貯存下來，再被動物及人類攝食，因而供應了人類生存及生長的能量。陽光具有紅、橙、黃、綠、藍、靛、紫均衡且完整的波長和能量，可以穿透人體皮膚，進入體內與各種化學物質、礦物質發生互動及反應，協助人體各項必須營養物質的合成，以及各種不同類型廢物的分解與排出體外。因此，除了對植物生長與光合作用的影響，陽光對於人體的健康也具相當的關鍵性。

陽光對人體健康到底有哪些影響呢？現代科學的研究結果證明，自然的陽光會增加人體對氧氣的吸收、降低心跳的速度、加速皮膚的新陳代謝、調節人體免疫功能，甚至改善肌肉的能量。同時，全光譜的光源也具有殺菌功能。一九八〇年科學家麥多納博士（Dr. McDonagh）在一項研究中證明，自然陽光或全光譜的人工光線可以治療黃疸，因爲這些光線中的特定波長，可以將血液中的膽紅素轉變爲無害的物質。

醫學專家也常提醒大家曬太陽可以促進鈣質吸收，因爲人體對於鈣質的吸收主要靠維生素D。人體必須經由太陽光中的紫外線照射到皮膚後合成維生素D_3，再於小腸中結合鈣的吸收；如果缺乏維生素D，鈣的吸收率就會被影響，即使吃進再多的鈣質也無法幫助骨骼成長。**陽光，可以說是上天送給人類的「免費營養素」**。因此，自然陽光對於兒童骨骼肌肉成長，以及預防中老年人的骨質疏鬆，有相當大的幫助。

另一方面，陽光也會直接影響人類心理與情緒健康。我想，多數人應該都有這樣的經驗，當清早起床，如果看見陽光從窗外灑進來，心情會頓時開朗起來；反之，如果一整天天空都是陰陰沉沉的，那天的心情也會隨之感到鬱悶。

一九七九年德國的霍爾維希教授（Dr. Fritz Hollwich）發表了一篇有關光線對人體影響的經典論文，霍爾維希教授證明自然光線對人體生理及心理產生的刺激及調節作用，是經由眼睛所引起的。他以科學的方法證明，若人體無法接受光線的刺激或者暫時受到干擾時，都會對人體生理及心理造成不良影響。

這是因爲所有生物的生理週期都是透過荷爾蒙控管，而且與陽光有直接關係。當光線進入視網膜後，透過神經傳導會影響大腦裡松果體的荷爾蒙分泌。當光線充足時（如白天），大腦會分泌血清素（serotonin）讓人活力充沛、心情開朗；但是到了夜晚，進入眼睛的光線減弱以後，血清素就會轉變成褪黑激素（melatonin），讓人沉靜、容易進入睡眠。

目前已知人體至少有百種以上的生理功能，受到光線的有無（白天與黑夜）來調節，而表現出規律的週期性。人體若是長時間生活在一個明亮或黑暗的情況下，像需要經常夜間工作及日夜作息不規律的族群，所有具週期性的生理功能都會變得紊亂。

這種影響是全身性的，使整體生理表現與外在的環境無法有很好的契合。因此，適當接受自然光的照射，保持正常晝夜節律以獲得足夠睡眠和維持精神健康十分重要。

日照不足帶來生理失序

專家也發現在某些冬季日照時間較短暫的地區，居民因爲接觸到的陽光不足，人體的生理時鐘就可能失序，造成內分泌失調、生理節奏混亂，更可能導致情緒障礙，情況嚴重的還可能會造成憂鬱，甚至自殺的傾向。

美國國家心理健康研究院（National Institute of Mental Health）對這種心理狀態有非常深入的研究，羅森泰博士（Dr. Norman Rosenthal）在一九八一年首次提出診斷及鑑定，稱之爲「季節性情緒障礙（seasonal affective disorder，SAD）」，據估計全美國至少有兩千五百萬人受到影響。與憂鬱症不同的是，SAD患者不會失眠或喪失食慾，反而出現嗜吃甜食、嗜睡、體重增加、缺乏性慾、退縮躲避、個性改變。有人以爲它是屬於人體對季節或光線的正常反應，但醫學研究證明，SAD的確是一種由於缺乏陽光而造成的病態，患者只要充分照射陽光就可完全治癒。

美國婚姻家庭治療師布萊恩・百齡（Brian Breiling）曾經建議，如果可以改變生活中光照的型態，增加接觸自然光照時間，就可以促進家庭生活更加幸福美滿。

健康的全光譜光源

雖然現在大家的生活條件與環境在各方面都較過去進步許多，但有些進步卻相對帶來一些對身體健康負面的影響。例如，現今生活中，因爲電視及電腦的普及，以致人們花在電視及電腦螢幕前的時間愈來愈長，走向戶外的時間愈來愈少。因此，室內人工照明幾乎取代了自然光，人體不僅犧牲了全光譜自然光對健康的幫助，也因爲常常坐在電腦螢幕前數小時，造成眼睛極大的負擔。而且一般所使用的室內照明光源，通常只能提供橙、綠、靛三種光譜。如果長期處在不均衡的室內光源下，不僅對身體健康沒有幫助，也會感到精神無法集中、疲倦、壓力大，甚至產生焦慮感。

提醒大家，**自然的陽光是促進人體身心健康的重要元素**，而且是一項上天賜予萬物珍貴且最方便取得的健康資源。以目前多數人的生活習慣而言，大部份的人接受自然光照撫的時間是偏少的。因此，**想要追求健康的現代人，儘量把握與自然陽光接觸的機會，多從事戶外活動，每天最好能夠接受一～二個小時的自然陽光照撫，不論對於情緒或是生理健康都會有很大幫助。**

05 空氣三寶：臭氧、負離子、芬多精

空氣清新的三大功臣

你一定有過這樣的感覺：當我們置身在一片翠綠森林當中，頓時感到身心無比輕鬆，好比沐浴過後的舒暢一般，那是因為在森林的空氣中含有豐富的空氣清淨元素，**可以使森林的空氣特別清新迷人，這些功臣就是臭氧、負離子跟芬多精**。

臭氧的味道就像是新鮮青草的味道，在下雨打雷過程中，雲層經過推擠就會產生臭氧。另外，植物行光合作用的過程也會產生一些臭氧。臭氧就是 O_3，也就是比 O_2 多了一個氧原子，多出來的氧原子非常活潑，很容易跟空氣中一些不好的物質，像是塵蟎、污染氣體做結合。

負離子的產生，例如水從高處流下撞擊物體就會產生負離子，負離子可以中和環境中產生的正離子。人體每天的代謝過程中，身上會產生很多的正離子，當這些自然

界的負離子中和身上的正離子時，會讓人覺得比較舒服。

在森林中還有一個非常豐富的寶貝叫做芬多精。凡是植物根、莖、葉、果皮，甚至在樹皮當中的腺體所分泌出來的芬多精，被譽為「黃金液體」。雖然各種植物所分泌的芬多精不一樣，但是這些自然芬多精都是植物分泌來保護自己的精華，所以相當珍貴。以上三者同時存在於森林中，所以可以淨化出讓人感到身心愉悅的空氣。

地球上淺海的藻類跟陸地上的森林製造了九〇％以上的氧氣，但是現今全球人類每年不斷大範圍砍伐森林，淺海亦受到污染，因而造成大量藻類的死亡，因此空氣當中的氧氣量正逐年下降。加上人類不斷製造各種污染，包括工業污染、汽機車的污染等等，試想在某些高度開發城市的交通顛峰街道上，空氣的品質是多麼糟糕。

空氣中過量的硫氧化物、氮氧化物、懸浮微粒等都會造成呼吸道疾病與傷害肺功能，一氧化碳過量會傷害中樞神經，而碳氫化合物則具有致癌毒性。

室內空氣污染與呼吸道疾病

你可能會說如果都不出門只待在室內，那空氣污染應該比較少吧！其實不然。看看我們居住的室內空間裡，那些裝潢塗料、冷氣機冷煤、豢養寵物的毛、地毯、窗簾的棉絮、二手菸、生活中經常被使用的一些化妝品、髮型造型劑、指甲造型噴劑等等，實際上都是很普遍的空氣污染物質，而這些污染物質對人類健康的影響甚至比戶外空氣還可怕。

現代建築大多為密閉式結構，裝修所用的壁紙、油漆、黏著劑等揮發出來的甲醛、甲苯等有害氣體，還有不斷濫用洗潔精、殺蟲劑、香水等化學毒物飄散在室內空氣中；如果再加上來自吸菸的尼古丁、廚房的油煙和燃燒不完全的一氧化碳，這些無可避免的室內污染原會讓人們在不知不覺中長期地吸入，導致一些呼吸系統的障礙，甚至對免疫系統有不良影響。

根據美國環保署（EPA）公布的資料指出，室內空氣中的有毒化學物質是室外的二～五倍，所以在美國室內空氣品質被EPA列為五大環境健康危害之一。空氣污染引發最普遍的健康問題就是過敏反應，許多人會出現打噴嚏、慢性咳嗽及氣喘發作等症狀，之後則是慢性疲勞症候群，而且產生的煩人症狀反覆出現，卻找不到原因。

相對成人而言，良好的室內空氣品質對於兒童、孕婦、老人和慢性病人更是特別重要，尤其是兒童身體正在成長中，呼吸量佔體重的比例較成年人高，因此兒童比成年人更容易受到室內空氣污染的危害。

人類的食物都需要清洗、煮熟，每天喝的水都需要過濾、煮沸，但是人每分鐘呼吸十二～十八次（每天約兩萬多次），卻忽略了最基本的空氣品質，因爲空氣的取得太方便了，反而忽略了它的重要性而導致各種疾病的產生。

用心維護室內空氣品質是現代人追求健康的重點，**尤其家中有氣喘問題的幼童，最好即刻著手改善居家空氣品質**，像是室內儘量不要吸菸、少用蚊香、油漆、香水、樟腦丸、殺蟲劑等有刺激氣味的物質。廚房使用抽油煙機，可減少油煙散漫，因爲刺激性煙霧很容易刺激呼吸道，增加呼吸道的敏感度。

室內不要養狗、貓、鳥類等寵物，動物皮屑、排泄或分泌物很容易引起過敏。蟑螂在台灣也是重要過敏原之一，因此要保持居家環境清潔，使蟑螂沒有生存空間。另外，針對台灣最常見的過敏原——塵蟎和黴菌，除了家中被單及衣物要勤清洗外，室內若能同時採用除濕機、冷暖氣機及空氣濾淨裝置等設備，來保持空氣潔淨及溫度（約攝氏二十四～二十八度）、濕度（約五〇～六五％）之穩定，可以有效減少塵蟎和黴菌的孳生，降低呼吸道疾病的發生。

爲了地球永續生存及人類健康，當務之急應立即停止對森林的不斷砍伐並加速造林。**每個人在日常生活中應更積極減少對空氣的污染**，例如定期接受汽機車廢氣排放檢驗、多運用較環保的交通工具等。享受健康生活，利用休假日多走向大自然，去享受自然的空氣，或是做森林浴，讓身心重新洗滌運作。

06 微量元素與全面有機耕種

失去的微量元素

每日的飲食是維持生命所需的要素之一，均衡且營養完整的飲食能幫助人體正常運作，遺憾的是現今食用的糧食作物未必完整提供人體所需的所有營養素，特別是微量元素。

在五大營養素中（碳水化合物、蛋白質、脂肪、維生素與礦物質），礦物質佔身體重量的比重不超過五％，卻在生理活性的運作中扮演關鍵的角色。礦物質參與人體各項的酵素活動、平衡體液及能量補給等生化反應，也扮演了重要的觸媒角色。當人體缺少足量的礦物質時，會影響到免疫功能或內分泌等生理機能的正常運作，也可能造成情緒失衡、抗壓性減弱、記憶力衰退或對環境不適應等現象。

人體所需的礦物質，根據美國農業部國家研究諮詢會的分類，可分為「巨量元素

（macro minerals）」以及「微量元素（trace minerals）」。人體每日需求量達一〇〇毫克以上者稱爲巨量元素，其中包括鈣（calcium）、氯（chlorine）、鈉（sodium）、鉀（potassium）、磷（phosphorus）、鎂（magnesium）及硫（sulfur）等七種；而人體每日需要達一〇〇毫克以下者則稱爲微量元素。

這些元素的需求量雖然微小，卻是人類代謝與健康的必要元素。身體無法自行製造礦物質或任何微量元素，必須從飲食中攝取。因此，健康的飲食應該要含有均衡且足夠的微量元素。而在自然界找到的九十二種元素中，至少有七十種參與人體全面的生理和新陳代謝的功能。

微量元素不僅對人體生理運作有關鍵性的影響，對植物生長也扮演了舉足輕重的角色。我與幾位朋友曾在美國西北地區進行微量元素主題的對照實驗，在同一地區的相同土壤上栽種同品種的核桃。栽種的過程中，在對照組的土壤中添加數十種奈米級微量元素，培育出的核桃外型明

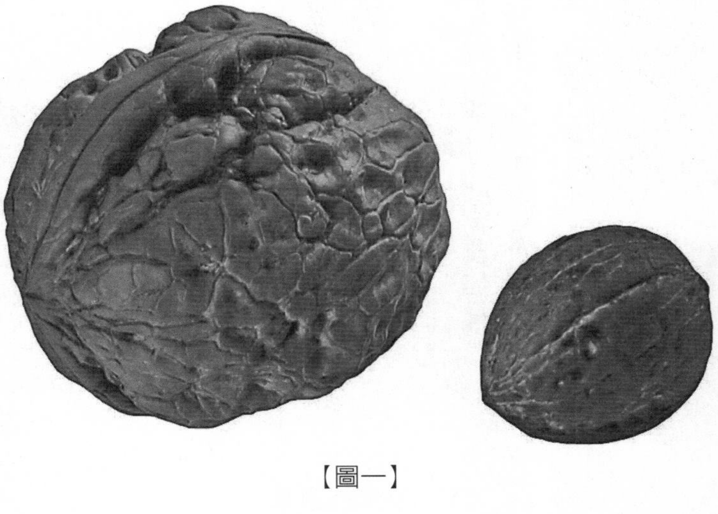

【圖一】

顯較碩大（見圖一左）。控制組則不另添加，培育出的核桃明顯較小，和一般常見的核桃一般大（見圖一右）。

令人遺憾的是，人類數千年來的不良耕種方式，如大量使用氮（nitrogen）、磷、鉀等人工肥料或是過度耕作，造成土壤中維持健康所需的元素大量流失。而除草劑及殺蟲劑的普遍使用，直接殺死土壤中可分解礦物質的微生物，使得土壤提供植物礦物質的途徑更加地困難。

由於元素在土壤中大量流失，我們平常從植物或飲水中能攝取到的元素不到二十種，因此有人稱這些缺乏營養素的食物爲「空的食物（empty harvest）」。在失衡的土壤中生長出的農作物缺乏生物活性，人類的身體和心靈也會因而失衡。因此在糧食充裕且多元的時代，人們卻可能處於營養不良的狀態，而能幫助補充微量元素的調理補給更顯得珍貴而重要。

全面有機耕種

地球不健康，人類也無法得到眞正的健康。除了額外補充飲食中不足的微量元素或種種營養素，另一個重要的健康任務，則是透過耕作方式的改革，盡力讓土壤回到原來健康的狀態。除了避免殺蟲劑和農藥的濫用外，還應該做到真正的「全面有機耕種（total organic farming）」。

全面有機的耕作方式，除了使土壤中含有微生物、菌類、有機質、礦物質及微量元素外，還要有好的水、好的空氣、充足的陽光，更重要的是農民耕作時的感恩心與慈悲心。具備上述耕作的條件，耕地自然處於一片和諧的量子諧振，種出來的蔬果，

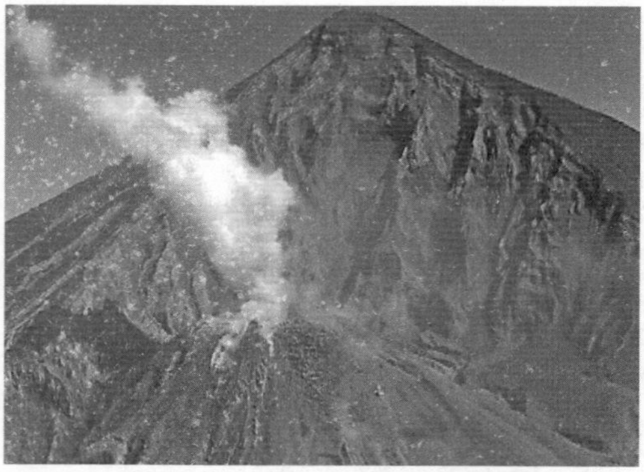
【圖二】

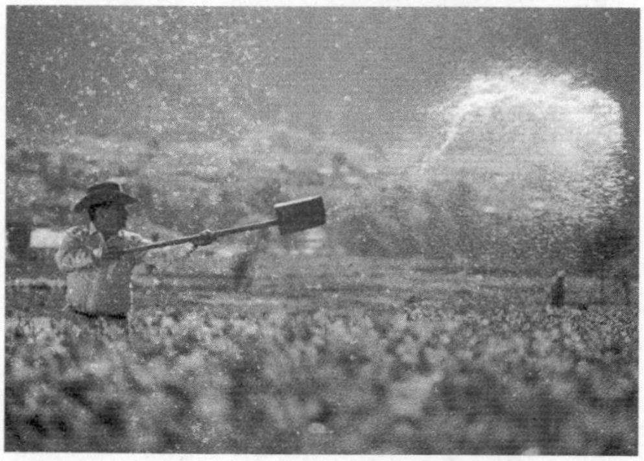
【圖三】

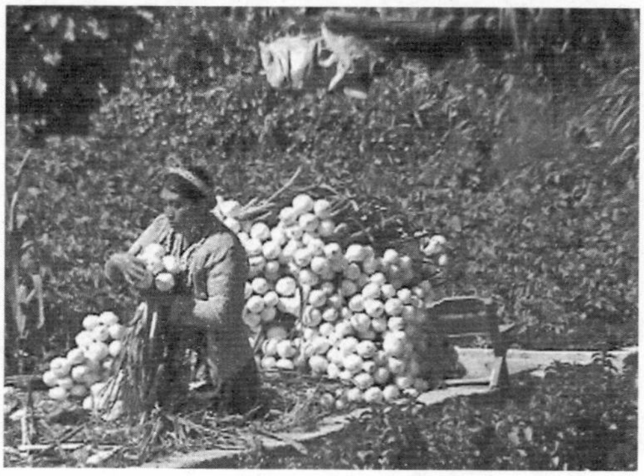
【圖四】

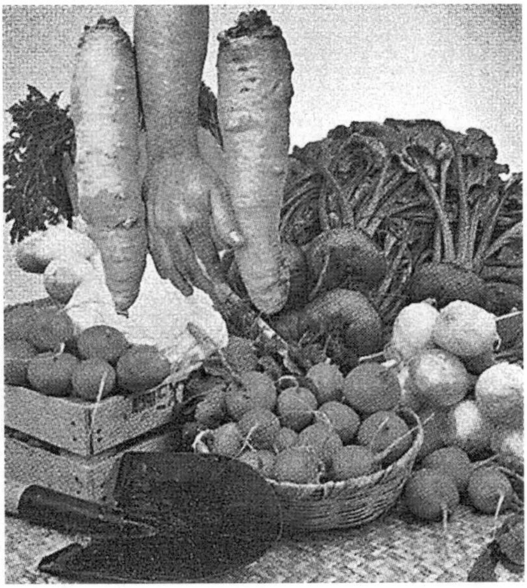

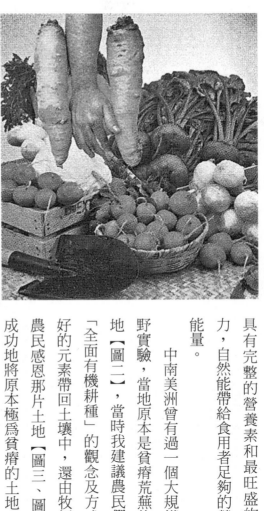

【圖五】

具有完整的營養素和最旺盛的生命力，自然能帶給食用者足夠的營養與能量。

中南美洲曾有過一個大規模的田野實驗，當地原本是貧瘠荒蕪的火山地【圖二】，當時我建議農民們運用「全面有機耕種」的觀念及方式，把好的元素帶回土壤中，還由牧師帶著農民感恩那片土地【圖三、圖四】，成功地將原本極爲貧瘠的土地，改良成全球最肥沃的土地之一，種植出來的紅蘿蔔有如成人手臂那麼大【圖五】。

人類是大自然的一份子，我們應感恩自然提供生存的素材，如陽光、空氣、水和食物。更重要的是，我們應減少對地球的傷害，並恢復環境原來純淨的面貌。**我們何等幸運擁有這一切的資源，應謙虛地聆聽自然並尊重自然的運作，與地球「共生存、共演化」**。當自然與生活眞正回復原有的美好與純淨面貌，人們也不需爲額外攝取調理素而煩惱，因爲這珍貴的禮物早已內化到你我的生活中了。

07 榮耀大地

自然界中動物、植物、礦物三者相依而存，就像我們的身、心、靈一樣相互輝映。而身心靈原本就是一體，任何一環的改變都會影響整體的和諧。

世界各地的古老醫學都十分重視身心靈的整體治療，也強調人與環境整體和諧的觀念。認爲人體是天地整體恆常的完美設計之一，大自然孕育一切，我們的身心靈都應依循大自然的律法與秩序法則運作，不論是生理或心理上的需求都能在自然中得到解答。

人類需要依靠水、空氣、土地而生存，但隨著這些元素日漸失去平衡，所有植物和動物的健康也遭受威脅。失衡的物質是無法滋養生命的。因此，唯有大地健康了，我們的生命才得以延續並且活出健康。

現今我們所處的這個世代，很可能是人類歷史中與大地最失連的世代。多數人都忘了如何榮耀大地，總是尋求各種向上提升的體驗，追求能擴張體悟的不同意識狀態，而這個過程通常只讓我們向上看。換句話說，我們向著更高的另類體驗層次，尋求形而上存在問題的解答。但在這個過程中，我們很容易讓自己忘記人類與大地緊密的關係。

與大地接線

我們與水、土壤、岩石、森林、空氣失去了連結，也與組成我們的天然元素失去了連結。不再與大地「接線」的結果，讓人類忽略了一切生存要素，許多現有的疾病也就是這麼產生的。不與大地接線，將使人類失去成長與昇華的基礎，生命勢必無法獲得平衡與和諧！也許就是因爲如此，我們無法看清現實生活的面貌，所以利用各式各樣刺激的另類意識狀態，包括利用影音刺激、享用美食、歌唱、跳舞、談話等等，來反應對現實的逃避或抗拒。

因此，與大地接線似乎成爲現代人回到平衡點的首要任務。我們不能再置身於大地之外，我們原本就是大地的一部份。**全然地敞開心胸，以全心的感激迎接美好的大地體驗，我們將會重新與周遭萬事萬物融爲一體，進入完整且完美的眞實世界，同時也將會頓悟到每個人都是神聖的個體。**

許多靜坐課程教導人們尋求更高層次的另類意識狀態，但是我認爲最好的靜坐體驗是「與大地接線」，這是隨時都可以進行的活動。榮耀地、水、火、風這些大地的基本元素，同時也榮耀地球上的所有生命型態，包括動物、植物、礦物。經由靜心冥想，表達對構成大地之母的所有天然元素衷心感念的同時，生命波動就能與大地完全同步共振，並與萬物同爲一體！此刻，我們的生命已獲得了轉化。

人類如果沒有與萬物同爲一體的體悟，也就無法維持個人的健康。因此，唯有個人身心靈與大地的同步淨化，才能讓神聖的生命能量，自由自在地貫注大地所有生命形式，並且允許每個個體發揮其最高的存在境界。唯有如此，才能回到原本優雅從容的狀態，而我們所生活的這裡——就是人間天堂。

03

活食材與健康飲食

08 活食物與活酵素

有療癒力的活食物

活的食物是最健康、最有療癒力的工具。那什麼才是活食物呢？就是充滿活酵素的食品。

可惜現在看到的食品大多不是活食物了。人類是唯一會在進食前改變食物組成、殺死其中酵素和營養素的生物。人類會用煎、煮、炒、炸等各種烹調方式讓食材失去應有的生命力，而這些烹飪方式都會使食材內含的天然酵素完全喪失。

人體具有驚人的適應力，即使每天吃得極差，還是能存活下來，但活著不代表健康。二十世紀推動生機飲食和蔬菜汁養生不遺餘力的諾曼．沃克博士（Dr. Norman Walker），在五十多歲時得了重病，但發現蔬菜汁的好處並身體力行生食後，健康地活到一百十九歲高齡。他發現這些失去生命力的熟食雖然能使人維持生命，卻會造成健康、能量和活力不斷減低。

酵素是古人的智慧

幾乎所有傳統社會都將富含酵素的生機飲食視爲經典美食，除了蔬菜類，還包括新鮮的乳製品、生魚、生肉、內臟等生鮮動物製品。

這些傳統食物都包含一定程度的發酵食品，因爲發酵製作過程，使酵素含量大爲增加。舉例來說，愛斯基摩人的菜單就有大量的生魚，而且還要先放一陣子讓其中的酵素預先發酵。愛斯基摩人認爲這樣的飲食習慣，是他們擁有傲人健康及精力的祕訣。

經培養發酵的乳製品例如乳酪，也是所有尚未工業化民族的常見菜餚。大量食用熟肉的民族，通常會食用大量的發酵蔬菜，例如泡菜、醃蘿蔔、黃瓜和甜菜。亞洲常吃的大豆發酵製品，例如納豆和味噌，不加熱食用，是食物酵素的絕佳來源。

由於發酵食品含豐富酵素，即使經過加熱也比其他食物容易消化吸收。同樣的，肉類在烹調前若先經過熟化或浸泡在滷汁中預先發酵，也能夠減少消化系統的負擔。

穀類、豆類、堅果種子都富含酵素和其他營養素，同時也含有酵素抑制劑

（enzyme inhibitor）。除非先將抑制劑的活性抵消掉，否則這些抑制劑對消化系統造成的壓力比熟食還大。將種子培育成芽菜、泡菜發酵的製作，都是古人削弱抑制劑的聰明作法，這麼一來可以使穀類、堅果和種子中的養份更容易被吸收。

神奇的活酵素

何謂酵素呢？酵素是複雜的蛋白質，參與催化生物體內的每一個生化反應。人體需要足夠的維生素和礦物質（包括微量元素），才能維持酵素的活性，使其發揮到最大效用。

目前人體內發現到的酵素，就多達五千種以上。我們的每次呼吸、意念、行動，都需要酵素的參與。若沒有酵素參與，維生素、礦物質、蛋白質和荷爾蒙都無法執行功能。**酵素不只是種觸媒（catalyst），還參與了生理和更微細層面的能量代謝。因此，可以把酵素想像成是生命和無生命之間的一座橋梁，將簡單的有機物質轉化爲生命的表現。**

酵素可分爲三大類，分別是參與代謝的酵素、消化酵素、生機食物中的酵素。參與代謝的酵素讓身體能正常運作，消化酵素與生機食物中的酵素都是幫助人體消化作用的酵素。

食物酵素僅存於生食中，也就是未經烹調或未以攝氏四十八度以上加熱處理的食物。舉例來說，牛奶中九〇％以上的酵素在現代的消毒程序中損失。酵素研究先驅賀威爾博士（Dr. Edward Howell）認爲，若將酵素加熱到攝氏四十八度，不需要半小時，所有的酵素都會失效；若將溫度提高到攝氏五十四度，只要幾秒就能摧毀所有酵素。很特別地，攝氏四十七度正好也是人體可以忍受的最高溫度，超過了就會被燙傷。這個內在機制，恰好能夠幫助我們分辨食物是否仍然保留天然的酵素。由此可見，大自然的設計是如何地巧妙！

除了酵素之外，大多數的蛋白質都要到攝氏六十五度才會被摧毀。超過這個溫度，會使蛋白質內部的化學鍵和結構變性，一旦變性就很難回復了。雖然人體能自行合成二十二種消化酵素，但還是建議額外補充機能酵素食品，因爲消化程序在人體的各種反應中十分耗費能量，也需要大量酵素一同參與。如果我們吃進去的食物也含有酵素，人體就可以把製作消化酵素的能量節省下來，用在其他建構健康的用途上。

人體胃部的設計，原本就是用來接收含有酵素的食物，也就是生機飲食。牛擁有四個胃袋就是一個例子。它的前三個胃不會分泌酵素，使得牧草中的酵素有機會先釋放出來分解牧草，因此牛自身所製造的酵素便能用於更重要的工作。人類只有一個胃，卻可以分成兩個功能區。賀威爾博士將胃的上區稱爲「酵素胃」，也是食物進入人體後會停留三十~六十分鐘的地方。酵素胃的目的是讓食物中的酵素能在人體酵素介入之前，先自行分解食物。酵素胃區不會分泌任何酵素，通常是在胃的下區才會分泌酵素。

所以吃富含酵素的生機飲食，能幫人體做好大半的消化工作。食用不含酵素的熟食，則所有的消化都要由人體負擔，尤其是胰臟和肝臟這兩個臟器，必須製造、分泌更多的酵素來幫助消化。這麼一來，寶貴的資源和能量都耗費在消化上，而不是花在身體修復和成長了。

也就是說，如能多食用富含酵素的生鮮蔬果，就能讓消化系統立即得到休息，體內的代謝酵素也能更有效率地提供體內其他系統運用，也才能讓身體發揮自我治療的功能，重新回復平衡並走向康復。

09 蔬果中的植化素

能提升生理機能的植化素

我曾多次強調攝取天然新鮮蔬果對人體保健的重要性，均衡且多樣的攝取各類植物性食物，不僅能夠獲得豐富的蛋白質、酵素、纖維質、維生素與礦物質，同時也讓人體能夠有效的利用植物中的特殊成份，來幫助身體達到預防與改善疾病的目的。

事實上，近年來針對植物中的化學物質在人體代謝與生理機轉的分析與研究，已成爲現代營養科學一項熱門的課題。著名的《自然（Nature）》期刊在二〇〇〇年六月也刊登了一篇論文，證實新鮮蘋果具有優異的抗氧化能力，證實古人「一天一蘋果，醫生遠離我」所言不假。

然而，多數人對攝取蔬果之保健功效的了解，僅侷限於維生素、礦物質及纖維素這些部份，而對於「植化素（phytochemicals）」這個名詞一直很陌生。其實，由於不同顏色的蔬果含有不同種類的植化素，可以提供人體不同的營養價值與生理保健功效，正是我一直強調「彩虹飲食」觀念的原因之一。

植化素又稱爲植物化學物質或植物化合物，指天然存在於植物中的一些化合物。植物產生這類化學物質原本是作爲自我防禦的功能，並非人體維持生存所必須的營養素，但最近的研究卻發現，這些特殊成份能夠幫助人類提升生理機能，或預防、改善特定的疾病。

植化素是天然抗氧化劑

植化素由於是形成植物色彩的主要成份，因此在色彩鮮豔的蔬菜和水果中含量特別豐富，常見的植化素包括 β 胡蘿蔔素（β-carotene）、茄紅素（lycopene）、花青素（anthocyanins）等。據估計，已知的植化素有數千種之多，它們在促進人體健康上扮演著抗氧化、抗發炎、免疫調節、抗突變、抗腫瘤、抗菌等各項重要功能。

人體在新陳代謝過程中及受外在環境影響時，會不斷產生自由基，過剩的自由基會和體內許多重要的成份如蛋白質、核酸、醣類或脂肪進行反應，而產生一連串的人體氧化傷害，進而導致各種生理機能的衰退及疾病的產生。例如，氧化傷害可能改變血脂蛋白的成份，而加速動脈粥狀硬化與導致心血管疾病；同時細胞中的氧化物質也會促使細胞分裂增殖變快，進而使腫瘤加速發生。**由於大部份的植化素都是天然的抗氧化劑，且能夠保護細胞避免氧化傷害，因此植化素往往也能夠保護人體降低心血管疾病與癌症的發生率。**

不僅如此，像是綠花椰菜、菠菜、青椒、大麥苗等深綠色植物含有豐富的葉綠素（chlorophyll），傳統上會使用於改善口臭、體味或感染傷口的臭味，並且具有殺菌的效果。現代研究顯示，葉綠素也具有抗發炎、抗氧化等功效。因爲葉綠素在體內會和一些致癌物緊密的結合，阻礙有毒物質的吸收，因此也具有預防癌症的效果。

藍紫色植物如藍莓、葡萄、紫色高麗菜、茄子等則含大量的花青素。花青素是一種強而有力的抗氧化劑，同時具有改善視力、抗發炎、抗菌、抗病毒等功效。

而白色植物如大蒜、青蔥、花椰菜、高麗菜等含有豐富的硫化物（sulfide），有助於提高免疫力、降低膽固醇、抗菌與預防癌症。研究發現，花椰菜中含有一種稱爲蘿蔔硫素（sulforaphane）的植化素，具有良好的抗氧化以及提升免疫的功能，並能有效抑制幽門螺旋桿菌（*Helicobacter pylori*）。

至於黃色植物如胡蘿蔔、南瓜、玉米等，則含有 β 胡蘿蔔素、葉黃素（lutein）

或玉米黃素（zeaxanthin）。β胡蘿蔔素爲維生素A的前驅物，是一種強力的抗氧化劑，可降低冠狀動脈疾病與癌症的罹患率；葉黃素及玉米黃素則可以保護細胞避免自由基的傷害，可預防與治療視網膜黃斑部病變。

紅色植物如蕃茄、西瓜、櫻桃、辣椒等含有茄紅素或辣椒素（capsaicin），茄紅素能夠消除自由基、預防癌症及保護心血管；辣椒素則具有抗菌、幫助消化和消炎止痛等效果。

彩虹般的蔬果是最佳醫藥

彩虹般的新鮮蔬果具有特殊的保健功效，像是上天爲人類準備好的最佳醫藥，每日攝取自然可以讓身體遠離疾病與衰老。然而，因爲每一種植化素對人體都具有不同的保護功效，所以建議日常蔬果攝取應儘量多樣化，並且最好完整食用整個蔬菜或水果，才能將所有植物菁華同時吸收。

食材挑選上也儘量符合當令、當地取材的原則，如此才可以獲得最佳品質的營養素。

至於在攝取的份量上，建議蔬果攝取量一定要充足，並且持之以恆才能達到良好效果。一般人每天至少要攝取三份蔬菜、二份水果，如果可以的話，蔬菜攝取到五份以上對身體的幫助會更大。最新預防高血壓、癌症疾病的飲食指南都建議將蔬菜的攝取量提高到五份以上。一般而言，一份蔬菜約等於一個飯碗的生蔬菜量或是半碗煮熟蔬菜量爲基準，而一份水果約等於一個中型的蘋果（棒球大小）、橘子、香蕉的大小來衡量。

值得注意的是，現今所吃的蔬果常常會因爲不當的加工處理，使營養素遭到破壞。因此，食用經過高溫烹調或經加工處理的食物，往往無法有效地攝取植化素，以及其他如植物酵素等珍貴的營養素。也因此，很容易理解爲何因過度加工而使營養素消失殆盡的食物被稱爲「空的食物」，因爲這些食物已經失去許多重要的營養素。所以，建議讀者在飲食中提高生食蔬菜的比例，因爲生食蔬菜中保留絕大部份的營養素，不會在烹調過程中流失，而能讓身體充分吸收利用。

此外，在進食的過程當中，還是希望大家能夠充滿感恩的心，除了感謝食物帶給身體的幫助外，也要感謝食物在栽種與準備的過程中，每一位付出心血的人，如果不是這麼多人的辛苦與努力，我們便無法享用這每一口充滿營養的食物。

事實上各文化都很重視對餐點的感恩與尊重，如猶太人總是以尊重、嚴謹的態度對待食物，不食用不潔淨的食材，也不採用不適當的烹調方式，每一道食材都需經過猶太潔食認證（kosher）。而基督教徒在餐前必定禱告（blessing），藉著虔敬的禱告，感謝讚美上天賜福與準備餐點者的辛勞。在中國文化教育中，也再三強調「誰知盤中飧，粒粒皆辛苦」。因爲盤中的粒粒米食，是用農民的顆顆汗珠換來的，提醒人們愛惜感恩且不浪費食材。因此當我們愉悅滿足地享用美食時，別忘了感謝背後促成這些美好食物的人、事、物！

10 蔬菜汁好處多

高營養價值的蔬菜汁

推廣蔬菜汁養生的先鋒——諾曼．沃克博士（Dr. Norman Walker）於一九三六年推出個人第一本關於營養和蔬菜汁養生的著作。他發明了方便使用的果汁機，讓胡蘿蔔汁走入一般人的生活，在病癒之後的六十年裡，致力推廣以自然療法和自癒力維持健康的觀念，勸人不要完全相信光靠藥物就能維護健康。他認爲，他能從重病中痊癒、享有長壽，都要歸功每天所食用的新鮮蔬菜汁。

日本醫學博士荻原義秀（Dr. Yoshihide Hagiwara, M.D.）則是另一位長期推廣蔬菜汁養生的健將。荻原博士是日本某大藥廠的所有人，一九六三年的一場重病，在所有正統醫藥都束手無策後，他放棄了一切的醫療和藥物，三十年來全心全意地致力於營養和天然藥物的研究。荻原博士在測試了所有天然食品後發現，大麥苗汁含有最豐富的礦物質、酵素、維生素和葉綠素。在《神奇的大麥苗》一書中，他揭露了畢生研究蔬菜汁的心得：「這個時代對於強調改善體質的預防醫學，需要的程度遠超過人類史上任何一個時期。相對地，人們應該儘可能降低對藥物的依賴，補充充分的營養，自然可以防禦疾病的侵擾。而這些營養必須是來自富含酵素和礦物質的天然食材。」

沒有任何食物比新鮮蔬菜汁更有營養、更易於人體吸收了！要瞭解這個原理，應先瞭解身體如何運作，以及人體細胞維持健康需要什麼條件。

蔬菜要打汁、水果要生吃

身體是由活細胞組成，活細胞當然需要活的養份。食材在烹調過程中會損耗約八三%的維生素，酵素也會因過熱而失去活性，使得蛋白質變性，讓有機的礦物質轉變成人體無法運用的無機形式。因此生鮮食材的營養成份，遠勝於在烹調過程中失去生命力的食物。

蔬菜汁由於去除了難以消化的粗纖維，卻仍然保留了汁液最豐富的營養，因此在所有的生鮮食材中具有最高的營養價值，因爲在食用蔬菜汁後，不用等待耗時費力的消化，養份在幾分鐘內就可以進入血液和細胞。這就是爲什麼常喝蔬菜汁的人，很快能夠改善健康。

記住這一點，人體需要纖維。

纖維在直腸中能扮演腸內掃帚的功能，將廢物掃出體外。如果廢物不能快速排出，就會在腸道內腐敗並污染體內的環境。所以，人們的確需要新鮮的蔬果，來得到足夠的纖維；再輔以蔬菜汁爲主的生機飲食，來補充一般飲食所缺乏的豐富營養。當今農業耕作方式已使土壤中礦物質和有機養份消耗殆盡，進而使一般作物無法提供全方位營養的時代，我們更應該這麼做。

我和其他已經多年奉行生機飲食者一樣，建議「蔬菜要打汁、水果要生吃」。一般來說，水果是大自然已經爲人類預先準備好、容易吸收的食物。水果要用吃的，是因爲除了水果本身容易消化外，也能提供人體清理廢物時所需要的纖維。

和一般習慣不同的是，水果不應該和正餐一起食用，應該單獨吃。因爲水果非常容易消化，和正餐一起吃時，會產生提前發酵的效果。如果有朋友在進行蔬菜汁斷食，斷食後的第一餐建議只吃完整的水果。

飲用新鮮蔬菜汁，可以供給人體所需要的所有維生素和酵素，不僅能提供人體所需，而且效果還比人工合成的維生素來得好。天然的維生素和有機酸能與礦物質螯合在一起，而且比例平衡，能被人體快速吸收。要記得，大自然不像人類這麼計較量多量少，相對地，大自然重視的是平衡以及生理利用率。

在墨西哥蒂娃那創辦了格爾松醫療中心（Gerson Clinic in Tijuana, Mexico）的醫學博士格爾松醫師（Dr. Max Gerson, M.D.），因爲運用蔬菜汁和其他自然療法幫助人們治療癌症和退化性疾病等末期絕症，雖從此聲名大噪，但同時也引起許多爭議。諾貝爾和平獎得主史懷哲，七十五歲時以格爾松療法治好了嚴重的糖尿病，盛讚格爾松是「醫學史上最卓越的天才」。而現今也有許多醫學中心和療養院採用相近的醫療原理。

其實在面對任何一種醫療技術或醫學觀念，我們都應以開放的心胸與保留的態度來謹愼評估。站在預防醫學的角度，格爾松療法證明了二千五百年前現代醫學之父希波克拉底所說：「疾病的痊癒是要透過自身的自癒力，醫師只是在旁協助而已。」這也是爲何許多生機飲食者認爲，發揮療癒力的並不是外來物，甚至也不是生機飲食和蔬菜汁。

我們能做的，只是提供身體足夠的養份和材料，讓身體自己發揮治療的能力。只有身體才能夠治癒自己，而且只有在身心靈徹底的轉變後才能如此。唯有透過健康和諧的生活方式、飲食、運動和思考，才能幫助我們啓發自我療癒的過程。

11 最佳蛋白質來源

最佳蛋白質來源是植物

已經有愈來愈多醫學和營養學專家認同，最佳蛋白質來源是植物，而非動物。長久以來，不少民眾都誤認爲奶、蛋、魚、肉類才是最佳蛋白質來源。其實，除了奶、蛋、魚、肉類外，衆多植物性食物是更優質的蛋白質選擇，相反地，動物性蛋白質如果攝取過量也可能造成身體負擔。

人們還有另一個誤解，認爲我們需要攝取含有「完整蛋白質」的食物，以爲蔬果沒有人體所需的所有蛋白質，必須搭配動物製品才算「完整飲食（complete diet）」。

更令人驚訝的是，這個必須攝取「完整蛋白質」的理論，在幾年前還是許多醫學專家和營養學家心目中的事實，現在卻被證實並不正確。美國國科會食品營養委員會成員阿弗瑞．哈柏博士（Dr. Alfred Harper）曾說過：「人體需要完整蛋白質這個想法，是我們接受過的最大謬誤。」

蛋白質由胺基酸組成，在建造人體組織的二十三種胺基酸中，有十五種能由人體自行合成，其餘八種稱爲「必需胺基酸」，必須自食物中取得。不同於一般想法的是，這八種必需胺基酸都可以由蔬果中取得！

同時擁有這八種必需胺基酸的蔬果包括：胡蘿蔔、甘藍菜、球芽甘藍、羽衣甘藍、芽菜、白色花椰菜、玉米、馬鈴薯、地瓜、櫛瓜、小黃瓜、茄子、秋葵、豆類、蕃茄以及香蕉等。

不過，眞的必須在每一餐都同時攝取這八種胺基酸嗎？答案當然是不必。胺基酸會在體內循環，供給有需求的細胞使用。只要體內胺基酸的存量足夠，不需要在每一餐補充。

推廣自然健康療法不遺餘力的戴蒙夫婦（Harvey and Marilyn Diamond）在《享瘦一生（Fit for Life）》一書中提到：「七〇%的蛋白質廢物會被人體拿來回收利用」，人體每天只消耗大約二十三公克的蛋白質。

這個發現打破了一般人的迷思，每餐都搭配蛋白質食物其實是不必要的。當今傑出的營養學家都宣導三餐應該簡單，食材不需要搭配得很複雜，例如攝取澱粉類食物的同時搭配蛋白質，反而會干擾正常的消化過程。

愈來愈多的動物實驗證明，動物性蛋白質與部份疾病的發生率提高有關。其實，人體的消化系統設計，並不是爲了消化動物性蛋白質。舉例來說，人類的牙齒與肉食性動物構造上不同，唾液也不一樣。人們的口水偏鹼，正好能消化來自植物的碳水化合物；而肉食性動物的口水是酸性，酸度足以溶解骨頭。此外，葷食所產生的膽固醇和尿酸，始終對人體是一大負擔。

在腸道部份，肉食動物的腸道很短，約只有人類消化道長度的三分之一到四分之一，讓牠們能在肉類開始腐敗前，將殘渣快速排出。所有草食性動物都有很長的腸道，讓身體有足夠的時間來消化吸收植物性食物所含的營養，人類也是如此。

事實上，所有蛋白質最初都來自植物，問題在於我們要直接從植物攝取，還是從動物身上輾轉攝取。**我的建議和當今傑出營養學者所提供的建議一樣，蛋白質最佳來源還是來自新鮮的植物性食物。烹調過的動物蛋白質，失去了維持健康生活所需的正確能量波動。**

動物蛋白質經過烹調，不僅含有較多致突變性（mutagenicity，指毒性化學物質造成細胞內儲存基因訊息之ＤＮＡ，在複製過程中改變了遺傳特性），而且變得更難消化，不僅破壞人體腸道菌種的平衡，同時增加人體腸道的負擔。

多少蛋白質才夠？

另一個常見的迷思是，肉類食物能讓人增長力氣、增強男性雄風。從第一點來看，牛、馬、象這些草食性動物都以力氣和耐力見長；由體型來看，陸上動物最強壯的應該是銀背大猩猩了，體重爲一般男人的三倍，但是卻有三十倍的力氣，這些大猩猩「只吃水果和竹葉，卻能任意翻覆你的座車。」

約翰．羅賓斯（John Robbins）在《九〇年代的眞相（Realities for the 90's）》中舉出多位當代最偉大的運動員，全都是某項運動的世界紀錄保持人，巧的是這些運動員全是素食者。例如，奧運金牌得主 Edwin Moses，在四百公尺跨欄蟬聯八年冠軍；Dave Scott，六度在鐵人三項中奪冠；Sixto Linares，是二十四小時三項全能賽世界紀錄保持人；Paavo Nurmi，是長跑項目二十項世界紀錄保持人及九面奧運金牌得主；Robert Sweetgall，是世界級頂尖長距離快走運動員；Murray Rose，是四百公尺及一千五百公尺自由式世界紀錄保持人；Stan Price，是臥舉的紀錄保持人；Andreas Cahling，是國際健美先生冠軍；Roy Hilligan 是全美健美先生冠軍；Ridgely Abele，是空手道八屆全國冠軍；Dan Millman 則是世界體操冠軍。

究竟我們該攝取多少蛋白質？蛋白質在人體主要扮演建造細胞的角色，人體中有一五%的蛋白質，必須定期更新。

羅賓斯在《新世紀飲食（Diet for a New America）》一書中指出，多年來人們誤以爲每日必須攝取大量蛋白質，然而一日所需的蛋白質不會超過二十五～三十五公克。美國政府也將蛋白質標準攝取量，從一九八〇年代的一一八公克降至四十六～五十六公克，再降至今日的二十五～三十五公克。更有許多營養學家開始認爲，每天二十公克就綽綽有餘，並且對每天攝取超過建議量的人提出警告。

從總熱量的攝取分配比例來看，一般的建議是飲食中一〇～二〇%的熱量來自於蛋白質食物，但有些營養學家認爲，由熱量的分配角度來看，飲食中的蛋白質不宜超過八%。美國食品營養協會的建議是六%，而美國國家研究議會則建議八%。

近年來，醫界對飲食標準這個基本項目，變動更是驚人，以前的金科玉律不過幾年時間便被認爲必須調整。同理，我個人相信以上這些觀念必定會日漸普及。

12 素食與葷食

人類應該吃素或是吃葷，雖然眾說紛紜，但若仔細比較肉食動物、草食動物及人類的消化系統構造及生理功能的異同，答案便立見分曉。其實，就人類整個消化系統來看，從頭頸部的肌肉骨骼、唾液、牙齒，到胃、小腸、結腸，都與草食動物相似【見84頁表】。

舉例來說，草食動物和人類都是顎骨發達且角度寬，牙齒呈寬、平及呈鏟狀且臼齒較發達，藉以磨碎纖維較多的素食；而肉食性動物的顎骨可張開的角度較小，牙齒尖、短、彎，好撕裂肉食。

唾液方面，草食動物及人類的唾液都是弱鹼性，含有碳水化合物的消化酵素，適合攝取植物；肉食動物的唾液則屬強酸，可幫助溶解肉及骨骼。

此外，草食性動物及人類的胃容量較小但腸道都很長，適合慢慢消化吸收，而肉食動物的胃容量較大，腸道較短，可以快速消化吸收吃進來的肉類。

綜合以上，人類除了身體構造無法適應與負擔肉食之外，加上肉類纖維少，消化剩餘殘渣在人類較長的腸子中過久，就會產生毒素，增加肝腎的負擔。因此，人類應該多攝取蔬食，才能正常發揮身體器官的各項功能。

雖然此解剖、生理功能比較表在結構分析上具有說服力，當然也不能忽視人類與動物先天上、生活上原本就不同；數千年的文明發展蘊育了人類獨特的生活習性。

因此，多年來**針對朋友們提問「究竟該素食或葷食?」我總是回答，最重要的是「均衡」。希望讀者們能以開放的心胸親身體驗，讓身體告訴你究竟是素食還是葷食爲你帶來活力。只要願意傾聽身體的聲音，必能得到解答。**

【草食動物、肉食動物及人類的解剖構造及生理功能比較】

系統	類別／比較項目	草食動物（牛、馬）	肉食動物（老虎）	人類
頭部肌肉骨骼	臉部肌肉	發達	減少至只允許張闊嘴巴	發達
	顎骨類型	角度寬闊	角度不寬闊	角度寬闊
	顎骨關節部位	在臼齒之上	與臼齒同一水平	在臼齒之上
	顎骨動作	能向旁及前後移動	有限度的向旁移動	能向旁及前後移動
	主要的下顎肌肉	咬筋與翼突筋 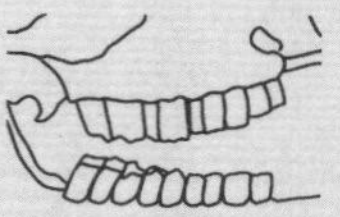	側頭筋 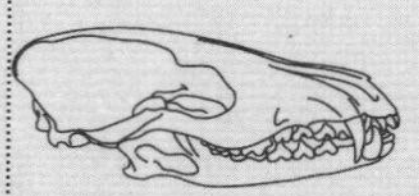	咬筋與翼突筋 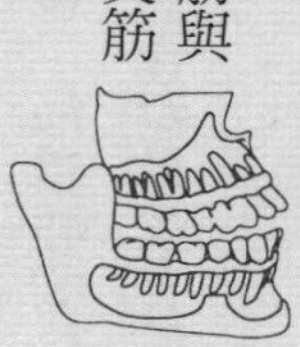
牙齒構造	牙齒（前齒）	寬、平，呈鏟狀	短、尖	寬、平，呈鏟狀
	牙齒（犬齒）	鈍，有長有短（自衛用），有些沒有	長、利、彎	短、鈍
	牙齒（臼齒）	有尖頭狀的平面及複雜的平面	利，鋸齒狀及刀片形	有結節狀尖頭的平面

消化	咀嚼	需大量咀嚼	不需咀嚼；食物是完整吞下	需大量咀嚼
	唾液	碳水化合物消化酶；唾液偏鹼性以幫助消化植物	無消化酶；唾液強酸以幫助消化肉及骨骼	碳水化合物消化酶；唾液偏鹼性可幫助消化植物
	胃酸	有食物時酸鹼值呈四~五	當有食物時，酸鹼值少於或相等於一	一般酸鹼值約在三·五~五之間，進食後三十分鐘爲四~五·三
	胃容量	佔消化道總容量三〇％以下	佔消化道總容量六〇~七〇％	佔消化道總容量二一~二七％
腸道	小腸的長度	身高的十~十二倍以上，素食不易腐爛可慢慢消化吸收	身高的三~六倍，以便易腐爛的肉食迅速排出體外	身高的八~十二倍，素食不易腐爛可慢慢地消化吸收
	結腸	長，複雜	簡單，短及平滑	長，袋狀

資料來源：長庚生物科技天然健康館 教育推廣資料

13 健康飲食有訣竅

細嚼慢嚥好處多

與各位分享一個和細嚼慢嚥相關的故事，荷瑞斯．傅列契（Horace Fletcher）是一位美國的業務員，他不到四十歲就已老態龍鍾，而且宿疾纏身無法工作，被所有壽險公司拒絕投保，醫療和藥物也無法改善他的健康。幸好他在一個深諳養生之道的朋友建議下，開始細嚼慢嚥，讓食物充份被唾液浸潤，到胃裡時已完全成爲液態。爲了徹底達到這個目標，他每餐要嚼二五〇〇下，進食時只喝微量或不攝取任何液體。

他漸漸發現，自己變得容易滿足，飽足感可以維持更久。不再渴望重口味的菜餚、點心、咖啡、茶、酒，開始偏好各種簡單、天然的食物。荷瑞斯不只瘦了下來，所有的健康問題也在半年內消失。美國許多醫學中心的測試都指出，他的新陳代謝和營養維持著極佳平衡，同時還有非常好的肌力和肌耐力。根據專家建議，要達到相同表現，必須每天攝取三四〇〇大卡的熱量，但是他只靠一六〇〇大卡就可以辦到！

你我都可以讓荷瑞斯後半輩子的奇蹟在自己身上發生。只要細嚼慢嚥，讓食物得到唾液充份浸潤，就可以減輕消化系統的負擔，改善健康！一旦採用這個簡單的消化機制，自然就會減少食物量，永遠不用再擔心吃得太多。因爲身體自然會讓我們知道該吃多少，什麼時候該停下來了。

在身心平和、愉快的氣氛中用餐，食物簡單而清潔，也能夠讓我們享受眞正的色香味。記得一定要在安靜的環境下，緩慢進食，周遭不要有太多會分心的事物，讓自己專注品味每次的咀嚼與呑嚥。狼呑虎嚥或緊張進食，會讓我們在不經意中呑下過多食物。最好能夠仔細品嚐食物的每一部份，好好享用每一口，專注在品質之上。所有的減重和健康課程，都該從這個簡單的步驟開始。

飲食比例大有關係

我們應該儘量只吃簡單且完整的食物，避免長時間高溫烹煮或過度加工的食物（配合生食更好）。加工食品不但可能含非天然的食品添加物，如防腐劑、人工香精等，更缺乏維持身心必要的生命力。如果保持開放的心靈，慢慢地就會發現身體需要什麼、喜歡什麼。可惜，今日我們所吃的東西幾乎都過度加工，就連糖、鹽、麵粉，甚至水果也都是。

食物原本都是處於和諧狀態，天然完整的食物（raw food）內在的天然平衡機制，很少導致新陳代謝和健康失衡。然而，一旦被加工或分解成更小的單位，無論是最簡單的糖還是麵包裡的麵粉，都會逐漸把我們帶離這個天然平衡狀態，中醫所說的「風、寒、暑、濕、燥、火」，就是這麼來的。此外，天然食物（特別是蔬果）含有人體每日所需的多種維生素、礦物質、酵素、以及其他不易以人工方式保存的營養素。

在理想的營養組合這件事上衆說紛紜，專家們的意見也一變再變。大致來說，理想的飲食比例應該包括約一〇～二〇%的蛋白質、二〇～三〇%的脂肪和五〇～六〇%的碳水化合物。若在積極減重時應作調整，因爲隨著脂肪與碳水化合物的消耗，蛋白質的需求量會增加。飲食的關鍵還是在於達到均衡狀態，無論如何都該避免過於極端。

許多如西藏密宗等古老智慧，所教導的另一項飲食關鍵，就是不要混吃不同類別的食物。主要的新式節食法已採用此飲食方法。我們不僅要儘量吃簡單、未加工的食物，也應該將食物分開進食。舉例來說，將蛋白質和碳水化合物混在一起是不智的，因爲這兩個大類的消化過程和代謝物會相互干擾。事實上，現在的多數節食方法，正是建議使用者將蛋白質和碳水化合物分開食用，儘量不要混食。從我個人的看法，只要保持簡單的飲食習慣，不要一次食用過多的種類和份量，不僅可以讓每種食物得到最佳消化，也不易造成過重的問題。

吃得多，長得好？

其實大多數的人吃得太多，其中只有少部份食物是身體所需，其餘則造成了身體的負擔。有名的羅馬作家和自然學者蒲林尼（Pliny）寫道：「大多數的人努力塡飽肚皮，卻不知這樣會讓自己受苦。」而這一切，到目前依然沒變。

飲食應適可而止，當然，勞力消耗大者應酌量增加，但這並不是現代人飲食上最大的問題。我個人的忠告，還是細嚼慢嚥，使食物得到唾液充分浸潤，大腦所分泌的飽足感自然會告訴我們什麼時候該停止。只要遵守這個簡單原則，很快就能爲過食畫下句點。而且令人驚訝的，這麼做反而會吃得比以前都少。以前述的荷瑞斯．傅列契爲例，他的食量只有原先的三分之一。

對大多數人來說，吃進去的量比身體實際需要的還多，而且已成爲根深柢固的進食觀念了。想想看，多少父母試著強制孩子吃多點，只因爲認爲孩子吃得多就長得好？其實，孩子需要均衡的營養而非過食，尤其在晚上人體代謝逐漸緩慢，過食容易成爲身體負擔。夜間原本就是讓身體各個系統休息的時間，而消化系統也不該在晚上過度操勞。有足夠的休息時間，身體才有機會從疲勞中恢復過來，並設法清除累積一整天的毒素。過於豐盛的晚餐往往會導致興奮失眠，並導致次日清晨起床的慵懶無神；相對的，清淡少量的晚餐或乾脆不吃晚餐，才能帶來平靜深沉的睡眠。

進食時的七項建議

進食是每天與身體對話的美好時光，建議讀者把握以下七項進食原則：

（1）給自己足夠的時間。
（2）選用可引起食慾的均衡飲食。
（3）以自在悠閒的心情，慢慢進食。
（4）小口小口慢慢吃。
（5）細嚼慢嚥，讓每一口都得到唾液的充份浸潤。
（6）仔細品味、欣賞並感恩每一口的食物。
（7）專心吃飯。

04

飲食科學新概念

14 理想的飲食指南金字塔

生活中的飲食建議

現代人由於物質相較以往富裕，而飲食或生活型態也和以往大不相同。近來的研究證實，許多慢性病與個人生活習慣及不良飲食型態有著密不可分的關係。因此，爲促使大衆健康，許多營養學家更是不遺餘力地界定正確的飲食原則，期待提供民衆一份簡單明確的指引。飲食對於生理、心理健康具有重大影響，而均衡且含適當熱量、維生素及微量礦物質的食物，是人類維生、成長所需，也是最佳良藥。因此我彙整了諸多文獻及多年的經驗，提出以下各項飲食攝取的建議：

一．適當的熱量並控制體重

由於肥胖是目前人類最嚴重的營養問題，也是導致如第二型糖尿病、冠狀動脈心臟病、乳癌、或種種慢性疾病的危險因子之一。爲了達到最佳健康狀態、降低慢性病風險並且延緩老化，其實每個人都應該做好體重管理。要保持理想體重就應該限制總熱量及適度運動方能達到，而非單靠降低某一種營養素攝取，否則很容易造成營養失衡，又達不到效果。

根據威斯康辛國家靈長類研究中心的研究報告指出，以恆河猴爲研究對象，分別提供不同的飲食種類及熱量。結果顯示，雖然是年齡相近的恆河猴，如果減少攝取三〇％的食物熱量，並攝取充分維生素、礦物質及其他營養素的飲食，則健康情形顯得更加良好，不僅較有活力，甚至可延緩老化。

此項研究自一九三五年以來曾經在各種動物身上進行相同測試，所得結果幾乎都是相同。在老鼠的研究中發現其壽命甚至可延長四〇％。

我個人建議，每天攝取的熱量應依性別、年齡、身高、體重及活動度來調整，不應低於身體之基本所需，各類營養素都應當均衡攝取，而總熱量最適合的百分比約爲碳水化合物五〇～六〇％、脂肪二〇～三〇％、蛋白質一〇～二〇％。

二・每餐應以全穀類食物作爲主要碳水化合物來源

由於碳水化合物是主要的熱量來源，但是過度攝取錯誤的碳水化合物對於維持血糖穩定及健康不一定有利。建議以全穀類食物爲碳水化合物主要來源，而且天然食物本身的營養成份完整，存在著完整且益於身心的營養素，如酵素及天然維生素等，所以儘量不要攝取過度加工的食品。少吃白米飯、白麵包、精緻麵食或甜點。

三．攝取大量天然的蔬菜及適量的水果

每日應大量攝取葉類蔬菜及二～三份的水果，並儘量採取生食方式以保有食物完整的營養素。建議每餐飲食中應含五〇%生食（蔬菜、水果），若達八〇%以上更理想。

四．每餐飲食應含五〇%的高纖維食物

纖維曾經一度被認爲是沒有營養價值的物質，直到一九七〇年代中期，當人們了解膳食纖維對消化道健康的重要性後，才重新被重視。

膳食纖維可分爲水溶性與非水溶性纖維。非水溶性纖維具有高度水合能力，進入腸道後會塡滿腸道，進而刺激腸壁加速蠕動，並且增加糞便體積，減少腸道內致癌物質的濃度；非水溶性纖維和致癌物結合後可降低致癌物與大腸黏膜細胞接觸的機會。另一方面，水溶性纖維在消化道中具有吸附物質的能力，因此可以降低脂肪吸收、增

加糞便膽酸排泄、降低血液膽固醇濃度等生理功能。還有一些膳食纖維，如菊苣纖維（inulin）是腸道益生菌的食物，可以幫助益生菌生長，進而增進腸道免疫機能。曾經有研究指出每天增加十三克的膳食纖維攝取，被認爲可以降低三一％結腸直腸癌的罹患機率。

這裡建議高纖維食物應佔每餐食物五〇％，因此大家在選擇碳水化合物及蔬果時應以含高纖維的種類爲首選。攝取含大量纖維的葉菜類，也能夠維持飽足感，尤其對於需要控制體重者而言，這是紓解饑餓感的最佳方法。需注意，攝取多量纖維時更必須喝足夠的水（每日二五〇〇～三〇〇〇毫升）以避免便秘。

五．適量攝取植物性脂肪

脂肪是人體內供給熱量、保護內臟、潤澤皮膚、幫助養份吸收的重要營養素，也是合成荷爾蒙的主要成份之一，均衡食用優質的飽和與不飽和脂肪酸是維持健康的關鍵因素。

食物中的油脂以三酸甘油酯爲主，基本化學結構爲一分子甘油與三分子脂肪酸所組成。依照飽和程度可將脂肪酸再細分爲飽和脂肪酸【97頁圖一A】、單元不飽和脂肪酸【97頁圖一B】、與多元不飽和脂肪酸【97頁圖一C】等三類。

飽和脂肪酸與不飽和脂肪酸同為「建構身體組織細胞的成份要素」及「維繫生理機能之正常運作」所必需，二者在人體營養生理需求上具有同等的重要性；缺乏其一，都將影響身體機能的正常運作。但在現今的飲食型態中，人們容易因攝取過多的動物性飽和脂肪而帶來身體的負擔，而這也是造成眾多慢性疾病的原因之一。

植物性的不飽和脂肪酸可以協助降低人體血液膽固醇量及降低罹患心血管疾病的風險。飲食中含Omega-6多元不飽和脂肪酸（亞麻油酸）及含Omega-3多元不飽和脂肪酸（α亞麻油）較高的民族，其罹患心血管疾病風險較低，此外若缺乏此兩者容易發生皮膚乾燥脫屑、皮膚炎、生長延緩。Omega-3一般存在於魚油或亞麻仁油居多，而Omega-6則存在植物及蔬菜油之中，例如堅果、酪梨、橄欖、亞麻仁、大豆、月見草油、紅花油、菜籽油、小麥油等。

而適量的植物性飽和脂肪酸對人體健康也是十分有幫助，以椰子油為例，其富含的中鏈脂肪酸（medium chain fatty acid，ＭＣＦＡ）中，月桂酸（lauric acid）含量便高達五〇％以上，月桂酸是母乳中最重要的飽和脂肪酸，有極佳的抗微生物活性，能協助調節生理機能。而研究也顯示，植物性中鏈脂肪酸不易轉變為較大分子的脂肪而貯存囤積成身體脂肪，可提高身體基礎代謝率，並幫助降低體重。

天然植物油脂是由順式脂肪酸【圖一Ｄ】所構成，不含反式脂肪酸【圖一Ｅ】。

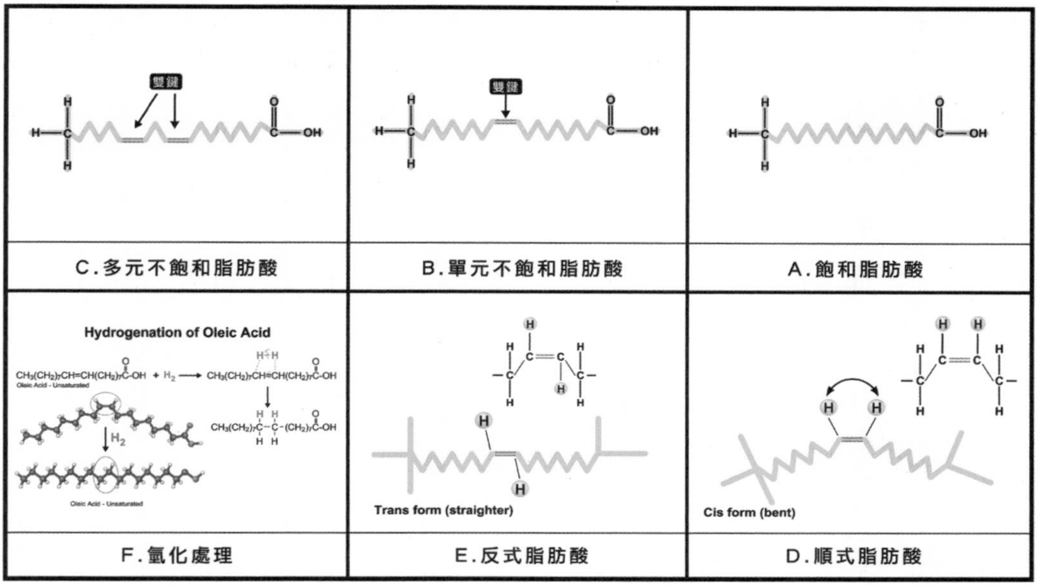

【圖一】

但如果利用加工方式，將之部份氫化（hydrogenation）處理【圖一F】後，來改善食用油脂的物性及穩定性，使其成爲固態或半固態，如此可提高熔點，方便製造成油炸油、人造奶油（margarine）及酥油（shortening）。

因此，經過油炸、烘烤、酥製的速食點心均含有不同程度的反式脂肪。過多反式脂肪累積在人體內，會提升血清中壞的膽固醇（low density lipoprotein，LDL）及三酸甘油酯（triglyceride，TG），增加罹患心血管疾病的機會；影響身體對必需脂肪酸的代謝，及細胞膜的合成、荷爾蒙的製造；甚至影響細胞功能，降低人體免疫力。

六．以豆類爲蛋白質及鈣質的來源

蛋白質可以修補並維護生長所需，由於蛋白質在人體內是可以再循環利用的，人體並不需要每天攝取太多蛋白質。許多植物已含有人體所需的八種必需胺基酸，完全素食者並不會有蛋白質缺乏的情形，況且動物性蛋白質（特別是紅肉）容易造成身體的負擔，因此最好是以植物性蛋白質，如豆類作爲主要蛋白質來源，或以魚、雞、鴨等低飽和性脂肪酸的白肉來取代紅肉。此外，建議每天喝一杯豆漿來補充每日所需鈣質。

七．補充足夠的維生素、礦物質及微量元素

維生素、礦物質、微量元素是人類生命反應的觸媒，影響人體新陳代謝、免疫及許多系統的運作。由於人體無法製造出身體所需的維生素與礦物質，因此，我們應儘量透過每日飲食來補充。

維生素包括脂溶性（A、D、E、K）及水溶性（B、C、生物素及葉酸）二大類，能維護體內系統正常功能，幫助細胞及蛋白質代謝，促進骨骼及牙齒生長，減緩

老化。由於維生素屬於大分子結構，大部份無法由人體自行合成，必須藉由食物吸收。但如果是忙碌的上班外食族，未必能夠從飲食中攝取足夠的維生素，便可以考慮額外補充綜合維生素，尤其要選擇有機螯合礦物質形式的維生素，是最接近新鮮蔬果型態的活性維生素，並能快速爲人體吸收。

礦物質則參與人體各項的酵素活動、平衡體液及能量補給等生化反應，沒有維生素，礦物質能單獨反應；但缺少礦物質的參與，維生素吃再多也不會作用，因此礦物質被視爲五大營養素之首。

在54頁曾介紹，人體所需的礦物質，每日需求量達一〇〇毫克以上者，稱爲「巨量元素」；每日需要量達一〇〇毫克以下者，則稱爲「微量元素」。雖然礦物質和微量元素對人體健康有直接的影響，遺憾的是，許多幫助身體保持最佳狀態的重要元素，都已從土壤或每日飲水中消失了，目前只有在千萬年前的植物化石和火山礦土，才完整存在著所有對人體有益的元素。

八·攝取適當比例的酸性及鹼性食物

人體處於健康的狀態時，身體應當呈現弱鹼性（正常血液酸鹼值爲七·四左右），此時體內各種生化作用才能正常運作。飲食中如果攝取太多酸性食物，易導致體質偏向酸性，則新陳代謝變得緩慢，廢物不易排出，增加肝、腎負擔，各種器官功能減弱而容易生病。

至於酸鹼食物的區分，並非指味覺所感受到的食物味道，而是在於食物經過消化代謝後所產生的代謝產物對於身體酸鹼度的影響。

所謂的酸性食物是指食物在經過代謝以後產生如磷酸根、硫酸根、氯離子等陰離子。因爲過多的陰離子在體內容易形成酸而造成酸性體質，通常肉類、澱粉類、加工食品等都是屬於酸性食物；鹼性食物則是食物在經過代謝後，陽離子（如鈉離子、鉀離子、鎂離子、鈣離子）多於陰離子，使身體保留較多的重碳酸根離子，所以造成鹼性體質，絕大多數的蔬菜、水果和豆類食物都是屬於鹼性食物。舉例來說，雖然吃檸檬讓人覺得很酸，但是檸檬經過人體代謝後，可以產生較多陽離子，幫助人體改善酸性體質，反而是絕佳的鹼性食物。爲了維持人體的酸鹼平衡，平日飲食酸鹼性食物比例建議應維持約二〇%比八〇%。

理想的飲食指南金字塔

綜合以上，與各位分享一個符合現代人健康需求的飲食金字塔，分別傳遞四個主

【圖二】每日攝取食物類別

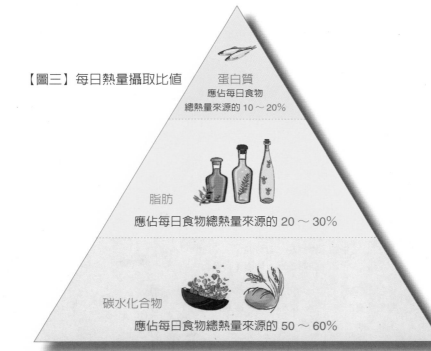

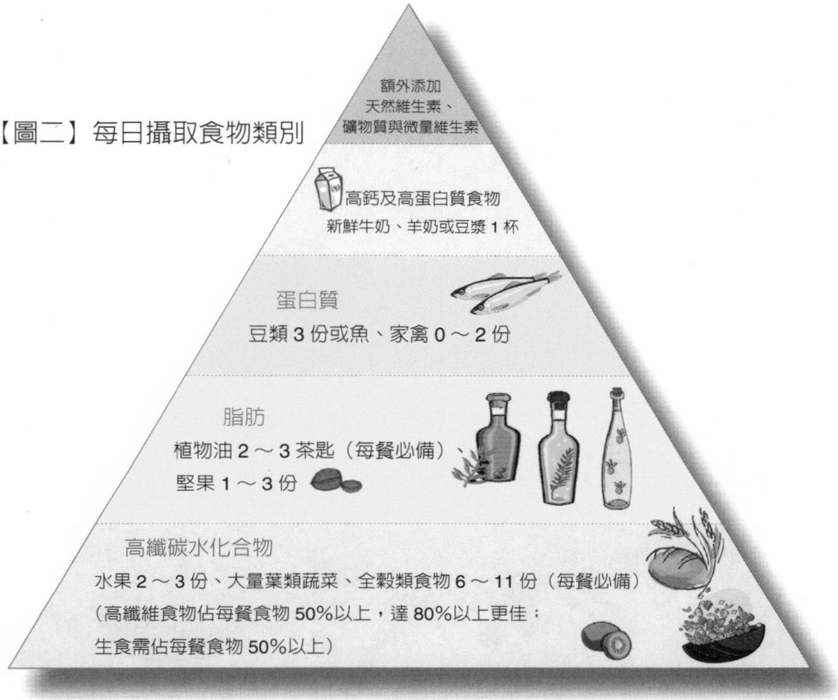

【圖三】每日熱量攝取比值

【圖四】每餐酸鹼物質攝取量
比值應為 20：80

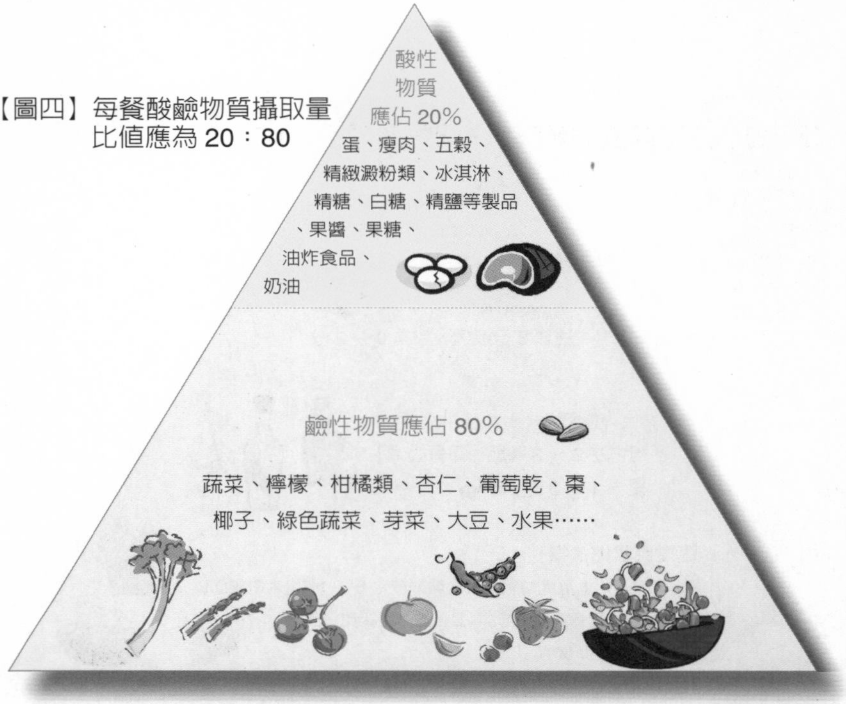

【圖五】每日攝取量指南

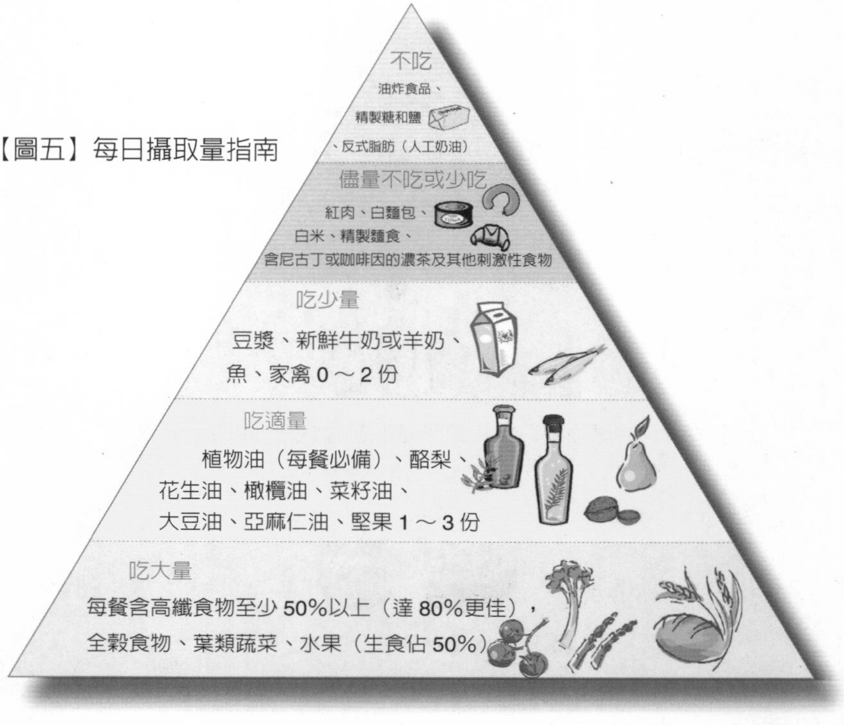

要的飲食重點，也就是每日攝取食物類別指南【101頁圖二】、每日熱量攝取比【101頁圖三】、酸鹼性食物攝取量比【102頁圖四】，以及每日攝取量指南【102頁圖五】。期待透過這樣簡單明確的金字塔圖，幫助推廣健康的飲食觀念。

現代人常狼吞虎嚥吃些過度加工的食物，加上錯誤的飲食型態及烹調方式使得健康遭受重大威脅。在此，還是要再次提醒大家健康飲食的重點，儘量只吃簡單完整的食物、多食高纖的穀類、生菜水果，避免過度烹調及過度加工的食物，口味清淡、細嚼慢嚥，並以專心且自在悠閒的心情進食。如此一來，吃出健康活力絕對不是件困難的事。

15 大自然的恩賜——調理素

何謂調理素？

世界各地的古老醫學都十分重視身、心、靈的整體治療，強調整體與均衡的觀念，認爲人體既是個體，也是天地整體恆常的完美設計之一。

生活在大自然的完美和諧中，我們的身心靈都應依循大自然的律法與秩序法則，而大自然也孕育了人類的一切所需，不論是生理或心理上的需求都能在自然中得到解答。在每個生物體的精密設計中都有自我療癒的能力，只要將失衡的因素去除，就能啓動身體的自癒機制並回到平衡的原始點。

自然中有許多天然有益的草本配方，都能幫助身體建立應有的自癒機制，我稱這些草本配方爲「調理素」，英文我稱之爲「adaptogens」。豐富且多元的草本是大自然所提供最好的禮物，配合不同體質各有相對應的草本配方。因此調理素的補充，其實是根據個人的體質分類，宏觀地調理整體而非局部改善。配合個人化的體質歸納與客製化的調理補給，幫助我們回復應有的平衡點（balance point）。

您的藥就是您每天吃的食物

現代醫學之父希波克拉底（Hippocrates）在二千五百年前就曾說過：「讓您的食物成爲您的藥，您的藥就是您每天吃的食物。」這觀念和中國人所說的「醫食同源」是相同的。中醫始祖神農氏嚐遍百草，教人醫療與耕種，爲的就是運用上天所贈與的珍貴禮物來幫助人，運用益於身心的調理素來幫助恢復體內平衡與運作。

在中國醫學最古老的藥物書《神農本草經》中，依性能與功能而將藥物與食品分成三大類，就是所謂上品（上藥）、中品（中藥）與下品（下藥），所謂「上藥治心，中藥治身，下藥治病」，更可看出各扮演不同的角色。

所謂上品又稱爲「君藥」或「養生之藥」，「以養君王之命爲主，相當於天之藥物，無毒，故長期使用亦無害。爲期望長壽不老、身體健康、充滿益氣者所用之藥。」上品爲可連續服用的有益配方，長時間服用安全無虞，能幫助身體的內分泌、免疫、新陳代謝及生理調節，並可達到所謂的調理氣血或清心的作用，並幫助生理機能的正常運作。

各地的古文明都有自古流傳至今的上品，這些益於身心的調理素，不但經歷數千年的驗證與考驗，也是古人智慧的具體呈現。而現代醫學也逐漸認同調理素對調整人體機能的確有顯著的功效，就如同是自然的生物調節劑（biological modulators），能幫助內分泌、免疫、代謝等生理調節。

所謂的中品又稱爲「臣藥」，適量服用能幫助養生或補充體力，有其益於生理之特定功效，但因可能之副作用並不宜過量服用。下品則爲對症紓緩或治療的治病藥，因有副作用並不宜長期連續服用，主要目的著重於治病。

在此，我還是要再次提醒（苦口婆心，盼讀者見諒），在理想的健康規劃中，每個人都應執行健康且均衡的生活方式，包括正確飲食、適當運動、呼吸調和、充足睡眠、有效因應生活中的壓力，在這理想規劃中人們並不需要額外補充調理素。但在現今高度工業化的社會中，大多數人的生活未必能如此理想，在高壓繁忙的生活中，速食、外食與精緻飲食也使這理想更顯遙遠。

而要如何讓身心從生存競爭、同儕壓力、經濟重擔或種種煩惱中解脫，也著實不容易。這也是爲何許多人爲慢性疾病或種種文明病所苦，而調理素在現代人的健康落實上又是如此重要。

維生素和礦物質扮演什麼角色？

美國醫學會（American Medical Association）在二〇〇二年的會刊中公開建議民眾，生活中應補充多種維生素與礦物質以促進健康，特別是女性、銀髮族和患有慢性病者。

這份報告指出，維生素和礦物質的攝取量偏低，可能會提高罹患慢性病的風險；同時，還指出一個許多健康專業人士和營養專家常提醒的事實：營養不良其實非常普遍，特別在銀髮族中更是如此。這份報告提到的營養不良相關疾病包括：癌症、心血管疾病、骨質疏鬆症，最後並提到「讓所有成年人攝取維生素和礦物質，似乎是最明智的選擇。」

然而，我認為應該儘量從天然素材攝取所有維生素。只要情況允許，就應該攝取含有新鮮維生素和酵素的完整食物。天然食物的自然機制，能讓身體不會偏向極端。

自然界強調的是均衡，而不是強效。可惜的是，現在的土壤大多都缺乏能幫助維生素、酵素等等正確運作的微量礦物質。所以，光是攝取完整的食物，也不能讓身體快速得到健康。此外，我們平常所吃的食物大都被過度精製，因此使得營養素匱乏的情形更為惡化，也使得我們必須求助於維生素和礦物質營養補充劑。特別是99頁曾強調的，補充劑中的礦物質和維生素的劑型與型態是關鍵，與有機物並存的螯合形式勝過離子形式。以有機螯合物形式存在的礦物質和維生素，能很快爲人體吸收，並運用在需要的地方。

此外，**因爲每個人的體質差異，也就更沒有一套標準公式能一視同仁的套用在每個人身上**。我們必須秉持著實驗精神，找出自己的健康特質及最合適自己的方式。一定要切記，人體內的生化反應隨時在微調，所以對別人有效的飲食，不見得對自己也最好。這是傳統醫學課本上還沒有觸及的領域，所以每個人都應該多了解健康領域的最新發展，以積極的態度爲自己的健康打好底子。

05

消化系統與健康

16 消化系統是健康的關鍵

正常運作的消化系統，是人體身心健康的重要關鍵。失衡的腸胃系統，會急速消耗人體能量，也是導致疾病的主要原因之一。消化機能的失調，已被視爲造成身體上許多慢性疾病的根本原因。

奧地利名醫馬耶爾醫師（Dr. Franz Xaver Mayr）有句名言：「營養＝食物 × 消化」就已經明白指出，人體若沒有健全的消化系統，食物就無法發揮眞正作用。

然而，現代人普遍缺乏正確的營養觀念和飲食習慣，消化系統眞正健康的人少之又少。事實上，從成人或兒童身上，很容易發現因爲消化系統的失衡，讓身體變得負擔沉重且容易堆積許多毒素，因此造成情緒不穩定、注意力缺失、並且缺乏活動力。

消化系統可以歸納出兩個主要功能，一是以適當的機轉（化學分解及細菌分解）將食物分解成生物體可利用的營養素，另一個則是按時排出利用不到的廢物。如何維持兩大功能的正常運作，則是邁向健康的關鍵。

最佳消化始於第一口食物

在古今所有的飲食療法都強調，必須小口慢食，而前文也特別以業務員荷瑞斯．傅列契的實例說明。食物必須咀嚼足夠的時間，直到變成充分潤滑、鬆軟甘甜的糊狀物才吞下，而且這種潤滑作用必須靠唾液來完成，而不是藉助喝水或湯，如此才會刺激整個唾液系統發揮最佳功能，產生酵素。

也就是說，**當食物在口中，就已是啓動消化系統的第一步**。唾液所分泌的大量酵素及天然免疫因子，能夠沖洗或消毒整個口腔，活化黏膜細胞，促進牙齦和牙齒的健康。而徹底咀嚼有助於放慢思維，讓我們完全專注於進食的過程，享受所吃的食物並產生滿足感，自然地就能減少食量。

如果能秉持飲食不過量，並遵循小口、細嚼慢嚥的簡單規則，身體自然能發揮應有的功能。在消化系統的另一端，就會製造出臘腸般的糞便。兩端稍圓、有平滑的表面，就好像包在一層薄薄的黏膜中，也沒有臭味，不只是糞便的形狀和硬度很重要，頻率也一樣重要；排便必須規律，通常至少每天一次以上。

因此，對於注重健康的現代人來說，利用每天如廁時間檢查自己糞便情形，是隨時判斷身體健康狀況最方便的途徑之一，同時提醒自己隨時做好預防保健措施，讓自己排泄功能維持正常，健康才能長伴左右。

腸子蠕動緩慢問題多

我們的腸子至少有七～八公尺長，所以在食物變成糞便排出之前，有些人甚至可能累積了十餐的食物在裡面。想想看在這段時間裡，腸內累積了多少廢物毒素。如同肺臟、腎臟、皮膚，腸道對於淨化血液中累積的代謝物十分重要；同樣的，腸子不只可以清除血中廢物，同時也防止新的毒素進入體內。

消化過程中分解出的副產品對身體可能有害，也可能包括一些有毒物質如：靛苷（indican）、腐肉素（putrescine）、神經鹼（neurine）、屍胺（cadaverine）、屍毒（ptomaine）等。這些物質都非常毒，只要少量注射就足以殺死一隻實驗室動物，而這些毒物通常都是從高蛋白質食物如肉類、魚類或蛋類消化後所形成的。

其他導致消化系統不正常的原因，可能是因爲腸內細菌群叢的改變，特別是便秘及糞便性質改變。請注意，腸道是人體內唯一允許細菌存在的地方，而且這些細菌對維持身體正常運作非常需要。

腸內的細菌數甚至是整個身體細胞總數的三倍！這些細菌不只分解食物，同時也製造許多維生素，特別是維生素K和維生素B群這些身體必需的元素。

正常的益菌群，是出生時母親就賜給我們的禮物；當我們在出生後吸吮第一口母乳時，就播下了一生腸內所需要的益菌種子。但是，由於抗生素的過度使用，再加上攝取過量的不健康食物，往往會完全改變腸內的菌落，變成厭氧菌及腐敗菌。

因此，不論是透過攝取較適合正常細菌生存的健康食物，或是幫益菌重新在腸內繁殖，都能幫助腸道恢復原有的平衡。如果消化系統無法正常運作，腸道蠕動遲緩造成便秘，腸內黏膜內襯也會變得無力，有些毒素就可以輕易地進入血液，稱之爲「腸漏症候群（leaky gut syndrome）」，不但會造成淋巴、肝臟的沉重負擔，甚至會溢入身體其他部位。

許多續發症狀還包括全身不對勁、對工作失去興趣、情緒不穩、易怒、神經質、口臭、身體有異味、有舌苔、背痛、腰痛、睡眠障礙、頭痛或頭脹、胸痛、呼吸短促、血管痙攣（時常手腳冰冷）、眩暈、才起床就感到疲憊、大量出汗、皮膚痤瘡或出現紅疹、皺紋等等。

所謂的神經肌張力異常（neuro-dystonia）、偏頭痛、源自於高血壓和動脈硬化的疾病如神經痛、關節疾病等等，事實上很多都只是腸道問題所引起的續發症狀。因爲這些症狀在偶爾便秘時會特別嚴重，因此許多人都已經知道這些中毒徵兆的原因。這種「自體中毒」的結果，造成了體內細胞與器官的受傷，尤其是感官、神經、血管及腺體部位影響最大。

兩條腸道中，長約六～七公尺的小腸，對消化、養份的攝取，以及血液的淨化特別重要，而大腸部份約長一．五公尺，主要負責排泄與發酵工作。腸道的感覺神經元因爲分布較少，所以人們通常很少能及早注意到任何機能失調，等到發現時都已太晚了。

腸道不活躍及中毒，最後可能會導致胃炎、胃下垂、腸胃道潰瘍，或是各種伴隨腹痛、腸胃脹氣、腹瀉或便秘的小腸和大腸疾病；也會造成肝臟、膽囊和胰臟機能失調、痔瘡，甚至腸道癌症。

而且毒素可能累積，而產生慢性退化，引發各種表面看起來好像不相關的疾病，從皮膚痤瘡、老化到肝臟問題，影響到其他器官及各種代謝和心血管疾病。

想要解決消化失衡的問題，就要對飲食、消化及排泄方法有正確的知識。令人意外的是，**解決方法很簡單，幾乎人人都做得到。而且儘管許多問題看起來都與消化無關，但最後往往都會爲生理和心理方面帶來意想不到的改善。**

17 結腸影響整體健康

消化的基本生理學和生化學

結腸對人體健康扮演了關鍵的角色，但往往容易被人們忽略其重要性。從解剖學的觀點來看，結腸不過是整個消化系統的最末梢，在養份被吸收後，負責將殘渣排放出去的器官。

比起長度約六～七公尺的小腸，結腸的長度不過一．五公尺而已，但結腸的重要性卻絲毫不比小腸遜色。也許正因爲一般人都把結腸視爲體內的蓄糞池而加以忽略，直到最近才開始逐漸了解結腸對健康的重要性。其實結腸功能的失調，與人體其他部份的健康不佳有關，包括心臟、免疫系統、肝臟、腎臟等等。

緊接在胃後的十二指腸開始就是小腸區，是食物營養被分解吸收的主要場所。食物在咀嚼過後，會與消化液混合成食糜，先經過胃酸和酵素初步分解，但是主要的消化分解工作則是由小腸負責。所以，我們可以把小腸想像成食物營養的化學分解工廠。小腸的分泌液多半爲鹼性，可以中和先前在胃部的強酸，在小腸中幫助消化的分泌液來自膽囊和胰臟（胰臟酵素）。肝臟所製造的膽鹽，先儲存在膽囊中，一旦進入小腸後，膽鹽的作用就像是清潔劑一樣，將食物中的脂肪酸和甘油酯乳化爲微小的液滴，使腸壁細胞得以吸收。

小腸的結構，目的就是爲了達成最佳的吸收效果，腸壁上的多重皺摺和突起的絨毛結構能使吸收面積大爲增加。小腸的環狀肌和縱肌使腸道能產生規律蠕動，大約是每分鐘十二～十六次，以便將食物向下推動。

在進食後的八～十小時後，食物應該已進入小腸，大多也被消化了。消化過的食物接下來會進入大腸，進行最後的消化程序和排出。

影響結腸健康的關鍵

結腸和小腸不同，結腸腸壁光滑，沒有突起的絨毛結構，而是有許多個別收縮的「袋狀」結構，促使大量的食物能向下移動。一般來說，結腸的神經分布並不多，因此我們不太能感受到結腸的肌肉運動。結腸會吸收殘餘的水份使糞便緊實，結腸細胞則會製造足夠的黏液幫助糞便通行。

除了吸收水份和小腸沒有吸收完成的營養素之外，結腸還是發酵的主要場所。腸道若健康，小腸內的害菌是無法發揮作用的。然而，卻有成千上億的微生物寄居在結腸中，數目是人體細胞總數的三倍（一萬萬兆），種類高達四〇〇～五〇〇種。這些細菌對於營養和消化非常重要，舉例來說，維生素K的合成全仰賴於此，而維生素B群中也有相當的量必須仰賴這些微生物來合成。在缺氧或全然厭氧的腸道中，這些微生物很快地將食物殘渣分解，分解後的產物包括吲哚、糞臭素、硫化氫、脂肪酸、甲烷、二氧化碳等等。這些分解產物中，有些具有毒性（如靛苷、腐肉素、神經鹼、屍胺和屍毒），有些會產生臭味。因此，我們可以把小腸看做是消化的化學工廠，把大腸看成生物發酵工廠。

糞便的棕色是來自肝臟產生的膽鹽，如果糞便不帶棕色而是白土色的話，可能反應了膽鹽分泌和消化方面的問題。

糞便到達直腸時，約還含有七成的水份，另三成則含微生物、食物殘渣、纖維素、人體無法消化的物質和體內的死細胞。

糞便進入直腸的時間，要看所攝取食物的粗糙程度和水份含量。粗糙的糞便會較快排出，而缺乏纖維的軟便則較難在腸道中移動。糞便在腸道中停留愈久，就被吸去愈多水份，使得糞便更爲緊實，若未能順利排出，則會出現便秘結果。

結腸是設計用來排除人體最毒最臭的廢物。最理想的狀態，人體應該在進食的二十四小時後排除這些廢物，然而，現代生活中以肉類爲主食、高脂低纖的膳食，讓一般的成人必須花上七十二～九十六小時才能將糞便排出。値得一提的是，肉類中的蛋白質，只有不到二五％能被完全消化並轉化成有用的營養成份，其他的肉類蛋白質則在腸道中緩緩腐敗，直到隨糞便排出爲止。

過度攝取肉食的缺點

現今常見的消化問題之一就是過量攝取動物性食品，在84頁的草食動物、肉食動物及人類生理功能比較表中可看出，人類的腸道長而曲折，而狗、虎等肉食動物的腸道都是短而直的。肉食動物的結腸，就是爲了使難以消化的肉類、膽固醇、油脂，在沒有纖維素的幫助之下快速排出。

也就是說，會在體溫下發酵的肉類，必須快速消化並將其廢物快速排出體外，但是人類的腸道構造，卻會減緩這個過程，使肉類在腸道中腐敗，導致各種健康方面的問題。畢竟，人體腸道並不是爲了有效消化肉類而設計的。

爲了宣導健康觀念而拒絕繼承「三一冰淇淋」家族企業的約翰・羅賓斯（John Robbins），在他最暢銷的《新世紀飲食（Diet for a New America）》中也說：「狗、貓等天生的肉食性動物，不會因爲高脂低纖的肉食得到結腸癌，但是人類卻會。對肉食動物來說，肉類腐敗過程中所產生的毒素，會快速通過腸道而排出，因此對肉食動物不會造成問題，但是對我們卻是個問題。」他還提到，結腸癌是殘害二○%以上美國家庭的元兇，並在其他國家日益嚴重，包括台灣。

想要結腸健康，一定要從正確的飲食著手，也就是以高纖、低脂、蔬果爲主的飲食。其中，纖維素的角色就像腸道內的掃帚，將卡在腸壁上的脂肪沿著腸壁掃下；而所有的動物性食物，無論奶、肉、蛋都不含任何纖維質，且脂肪含量很高，這些動物性食物除了難消化或需較長時間消化之外，還會使結腸黏液分泌增加以包住未消化的腐敗食物，結果導致一層又一層厚厚的黏液包裹住腐臭的食物殘渣，變成卡在結腸壁上的一層陳年老垢。

高脂、低纖的肉食還會導致許多結腸相關的問題，包括便秘、憩室症、痔瘡、腸躁症、痙攣性結腸和闌尾炎。這都是因爲乾硬的糞便在腸道中移動緩慢所引起，但藉由改吃高纖、低脂的生機飲食和素食，就可因糞便軟化、水份增加而改善。

除了營養不均衡之外，影響結腸健康的因素還包括忽視排泄的需求、缺乏運動、情緒和心理方面的問題，外來的毒素和藥物以及缺乏足量的水份。應該讓每個家庭都能建立正確的營養觀念，讓孩子從小就建立規律的排便習慣。

在此，要提醒大家注意幾個生活細節，如過量攝取外來的食物刺激物，包括菸草、咖啡、酒精、巧克力、精製糖和其他精製食品，對消化和排便都有不良影響，會阻礙腸胃道的正常生理機能和神經反應。抗生素則已知會摧毀腸道內的正常菌落，使害菌和病毒大舉入侵。缺乏運動會導致腹部肌肉無力，也使身體更無力負荷因不良飲食習慣而增加的負擔。而情緒和心理方面的壓力和緊張，會使腸道無法正常蠕動排便。此外，在忙碌的生活中，多數人的水都喝太少，身體處在長期缺水的狀態，體液也會變黏稠，包括潤滑腸道的黏液也是。

結腸失能引起慢性中毒

結腸有三大功能：蠕動使廢物排出、吸收養份、維持良好的發酵環境和黏液生成。飲食生活習慣不佳的人，往往會使這三個功能都大打折扣，使得結腸運動遲緩且功能不彰。爲了使經由結腸吸收進入血液的毒素達到最少，腸壁會分泌大量黏液來困住這些毒素，但回過頭來卻造成宿便、便秘，陷入結腸健康惡化的惡性循環。

如果結腸無法正常運作，會使毒素開始累積，並再次吸收到體內。當毒素很快滲入血液而流遍全身，到達所有細胞，也就是所謂的「腸漏症候群」。就好比家裡的排水管卡住了，所有的廢物又淹回來房子裡一樣。

可能的症狀包括體力衰退、疲倦、易怒、偏執、思緒混亂、虛弱、缺乏耐力、常生病等。在腸道中腐敗的食物，會使有害的微生物菌落開始增殖，讓人體進入疾病的循環。而結腸失能引起的慢性中毒，不但會造成抵抗力下降，也是身體衰退老化的開始。

由於人體需要消耗相當多的體力投入消化和排泄，一旦腸道功能失衡，就會產生精神衰弱、虛弱、沈重的感受。只要減輕腸道負荷，不要使毒素進入血液，就能省下大量的能量和生物活性，增進身體的新陳代謝和健康。

結腸帶動全身的健康

醫學博士阿布斯諾．連恩爵士（Sir Arbuthnot Lane），是英國國王的御用外科醫師，同時也是當代腸道疾病的頭號治療專家。在大大小小的手術中，連恩爵士注意到一個意外的現象，當患者腸道功能被矯正後，許多與腸道無關的疾病都好轉了，其中包括嚴重的風濕病、痛風等等。這讓連恩爵士很快就看到腸道毒素和體內各種器官功能之間的關係，在他生命的最後二十五年中，連恩爵士不斷倡導以飲食方式來調節並維繫腸道的健康。雖然身爲知名的外科醫師，但他仍建議以營養素來矯正腸道和慢性的健康問題，而非訴諸手術。

連恩爵士進一步推論：「所有疾病都是因爲缺乏某些營養素（例如礦物質、維生素），或因爲身體的防禦力變差，例如缺乏天然的防禦性菌落。缺乏重要營養素和防禦性菌落時，細菌會入侵下消化道，產生毒素污染血液，並漸漸使體內的組織、腺體、器官步上退化之途。」連恩爵士對腸道停止蠕動和毒化的看法是：「**腸道的末端，應該是每六小時排空一次的，但是一般人的糞便常常停留二十四小時以上，結果就是造成潰瘍和癌症。**」經過實際觀察後，他得出一個結論，器官之間的平衡至爲重要，只要一個環節出了問題，其他也都會發生病態。

由於結腸是每天進食後，正常排泄毒素和廢物的出口，因此，從結腸可以更明顯的看到這層關係。結腸和身體其他部位的關係，並不是傳統的因果關係就能解釋清楚的。根據中醫的說法，結腸的經脈與許多器官相連，包括皮膚、肺臟、上呼吸道。足部反射療法的理論也有相近的說法，他們將身體視爲一個全像，相互連結猶如一個微細的能量網絡，不僅只是型態上或解剖學上的連結而已。

便秘是健康問題的根源

知名天然營養治療師諾曼．沃克博士（Dr. Norman Walker）認為，便秘是「幾乎一切疾病的頭號禍首，造成人體系統的失衡。對文明人來說，便秘是最盛行的疾病」、「即使腸道蠕動正常的人，還是可能發生因為糞便累積在結腸壁上，而導致便秘」、「很少人能理解身體若無法有效將廢物排出體外，便是任大量廢物在結腸發酵腐敗，日積月累下來可以達到致死程度」。

看到這裡，也許你會暗自慶幸：「好險，我沒有便秘。」但是，沃克博士的研究指出，即使腸道蠕動看來正常，還是可能發生結腸便秘。「熟食者一天有數次的腸道蠕動，並不足以做為健康的指標。」想想前面介紹過的結腸壁黏液囤積的結果，裡面有多少未消化的腐敗食物！

人類歷史上從來沒有一個時期像近兩個世代，有這麼嚴重的便秘問題。這個現象，可以歸諸於生活型態的變遷，以及過多精製食品、肉類佔據了我們的餐盤，再加上長期缺乏纖維和缺乏運動所致。又因為我們吃得比歷史上任何一個時代都還多，導致便秘問題更為加重。過量攝取不合標準的食物，才是健康問題的根源！要保持健康，必須在攝入與排出間，創造出身心的平衡，包括呼吸、飲食、運動等。現代人很明顯已經因為吃得太多、停滯太多，而打亂了自然的平衡。

清除過去累積的宿便

回復腸道健康，特別是結腸的健康，是今日追求自然健康的重要主題。因為結腸是食物殘渣和廢物長年累積的地方，因此回復結腸健康，代表著要清除過去的宿便，同時也意味著給身體再次復甦的機會。多數自然療法的醫師們所採用的策略，大致來說都非常簡單。

首先，讓腸道休息一段時間，減少不良食品的攝取，或是採用幫助排泄的飲食，像是生機飲食、蔬菜汁、或對身體有清潔作用的草本調理素。

配合清潔的步驟，生機飲食可以使體內的菌落恢復正常，再搭配益生菌（probiotics）和益菌素（prebiotics），加速恢復正常菌落的數量。益生菌是活的益菌，能夠在腸道中生存繁殖；益菌素則是只能被益菌分解利用的多醣或蛋白質分子，能在腸道中塑造對益菌友善的環境，使益菌能順利增殖。

經過一段時間的休養、清潔，菌落回復正常後，還必須要接受飲食和生活型態方面的調整，養成定期排便的習慣。唯有透過結腸健康的徹底大整修，身體才能得到完整康復的機會，走上青春、再生之途。

雖然每種自然療法學派對如何回復腸道健康有不同看法，但基本上都包括下列步驟：

（1）清除腸道累積的陳年宿便。

（2）改變飲食：由產生毒素的飲食，轉變成平衡、幫助排泄和清潔的飲食。

（3）適度斷食。

（4）清潔結腸。

（5）使菌落生態恢復正常。

（6）清除心靈的舊習慣。

簡單的實踐就能改善生活品質

腸道清理的程序務必依個人的健康情況而調整。基本上，我建議食療和調整生活方式等較溫和的方法。只要飲食稍微調整，提高生食蔬菜和水果的比例、攝取足夠的礦物質、減少加工或過度烹煮食物的比例，落實細嚼慢嚥的習慣，使腸道菌落恢復正常。最後飲用足量的優質飲水，再搭配正確的運動，相信可以幫助大多數人恢復結腸

的健康。雖然，溫和的做法需要較久時間才能見效，卻是從根本矯正的最佳方法。

其實只要簡單的實踐，就能改善你和周遭朋友的生活品質！現在已經有上百萬人透過簡單的實踐，就減輕了長期宿疾的痛苦，並進一步踏上自療和自信的道路。這些都是最悠久，也最經得起時間考驗的古老智慧，也就是教導我們如何尋回失去的平衡，不光是飲食，還包括生活中所有層面。

18 姿勢與腸道健康

姿勢不良有關係

姿勢不良其實是現代人普遍存在的問題，尤其是長時間維持固定姿勢的朋友，如在電腦前頭部連續前傾數小時、因工作需要長時間彎腰前傾、重心不平均的不良站姿等。

各種不良的站姿、坐姿、走姿其實與人體健康息息相關。雖然看起來一些慢性病和姿勢沒有直接關聯，但許多慢性病可能來自姿勢問題。所以，姿勢不正就應該矯治。

在國外，整脊療法（chiropractice）及整骨療法（osteopathic medicine）的專業訓練和傳統醫學（俗稱的西醫）一樣嚴格，需由官方認證並核發執照。而兩種醫療方法皆大力倡導並提供結構調正的實際方法，特別是頭部和脊骨，以回復人體身心的健康。

任何療法都必須被愼重評估，重點是要對患者有幫助。一般人往往受新技術和複雜的療法吸引，我相信，療法其實愈簡單愈好。簡單的療法不只安全更能根治病源，長期調理效果更佳，例如螺旋型態的扭轉運動或拉伸運動（見307頁附錄），雖然動作簡單，卻有一般直線運動所無法達到的結構調正效果，只要持續每天做，必能感覺不同！

許多因素會導致身體結構排列發生位移，包括可矯正的先天性新生兒脊椎側彎，以及嬰兒在出生或成長過程時因外傷或壓迫造成的物理傷害。然而，多數人是因老化或不健康的生活習慣而使身體結構開始偏移，例如久坐不動和錯誤的生活方式。不過，最常見的還是因爲平時姿勢錯誤造成。

那麼該如何自我檢查姿勢是否正確？只要在鏡子前放鬆站立，先正面然後側面地觀察身體，任何可觀察到偏離直線，即被視爲不良姿勢。

蠕動緩慢的腸道，導致不良姿勢

奧地利醫師馬耶爾是醫界中首重健康科學而非疾病科學的先驅。在數十年的臨床觀察中，他整理出大約六種的不良姿勢。這些不良姿勢不僅影響人體曲線美感、使人懶散或提早老化，還影響人體對疾病的警覺性。馬耶爾醫師認爲，除了腫瘤、受傷、懷孕等特殊狀況外，不良姿勢是因人體爲防止消化系統功能變差或受損所導致。

六種不良姿勢中，以下將以最嚴重的「鴨式」及最常見的「大鼓手」爲例說明。

「鴨式」多半出現在女性【圖一】，婦女自髖部以上整個上半身前傾，而爲了平衡臀部重量，在背部造成一個不自然的曲度，因此行走時，臀部的擺動就像鴨子在踱步。馬耶爾醫師認爲，一般人所嘲弄的「鴨式」，事實上是因爲腸道長期蠕動無力所致。健康的小腸不會擠壓到腹腔中的其他器官，但是裝滿半消化食物的下垂腸子，卻對鄰近的器官如卵巢、子宮、陰道、膀胱及其血管造成壓力，因此身體爲保護這些敏感的器官，而採取此姿勢以「挪出空間」。

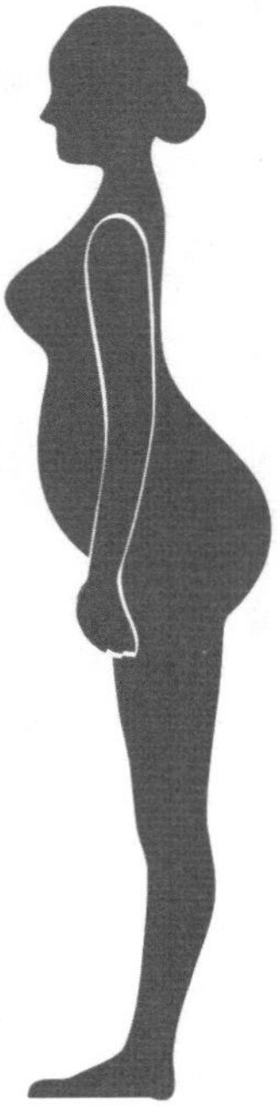

【圖一】鴨式

馬耶爾醫師指出，鴨式患者常有消化道問題，如習慣性便秘、打嗝、胃灼熱、脹氣、膽囊疾病、痔瘡，以及因腸蠕動不良和毒素堆積導致的肌肉發炎。此外，脊椎長期不自然彎曲，也會導致經期紊亂，如腹絞痛、經期失調、性功能障礙。不僅如此，也可能發生陰道脫垂、膀胱炎、尿失禁等狀況。

馬耶爾醫師常提到的另一種不良姿勢是「大鼓手」【圖二】，習慣於這種姿勢的患者，在腸道中往往累積大量的氣體和宿便，使腰椎必須補償性的彎曲以保持平衡。也就是說，腹中充滿氣體和宿便的人，為了避免身體向前倒，都會如此站立；由於對腰椎的第四、五節造成過度的壓力，這種姿勢會導致神經根部的疼痛刺激、破壞脊椎節，造成下背疼痛、坐骨神經痛與腰椎疼痛。

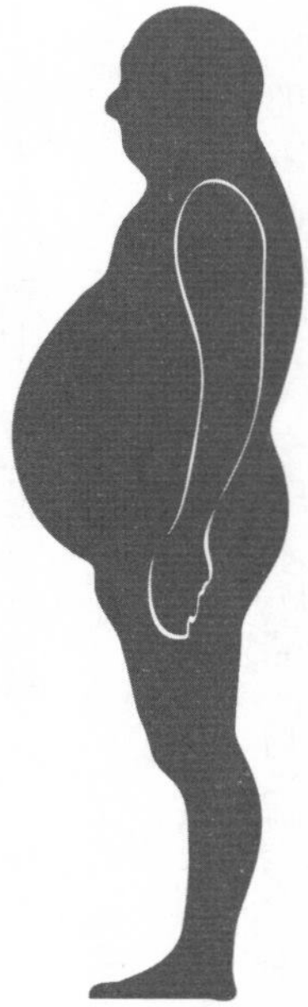

【圖二】大鼓手

徹底清理腸道，改變飲食習慣，除了可以恢復消化道的健康之外，也可以矯正許多不良的姿勢。若能同時配合簡單的螺旋拉伸，幫助身體的平衡與姿勢恢復正常，整個人會感覺煥然一新。不光是外表，連行動都會更年輕、更敏捷，人一旦從毒素造成的沉重負擔中解放出來後，各種困擾身心的問題便會迎刃而解。我們的情緒會很自然地愈來愈穩定，性格也會變得正面開朗，生命也因此充滿意義。

透過療效性姿勢，改善不良姿勢

正確的姿勢對健康有關鍵性的幫助。這也是爲何多年來，我常開課與朋友們分享正確姿勢的重要性，在課中我會帶著大家做些具有療效的姿勢。我稱之爲「療效性姿勢」，英文我稱爲「therapeutic posture」。

在做療效性姿勢時，要稍停留最少五～十分鐘，讓大家體會療效性姿勢帶來的心情沉澱、氣脈疏通、舒筋活絡的作用。

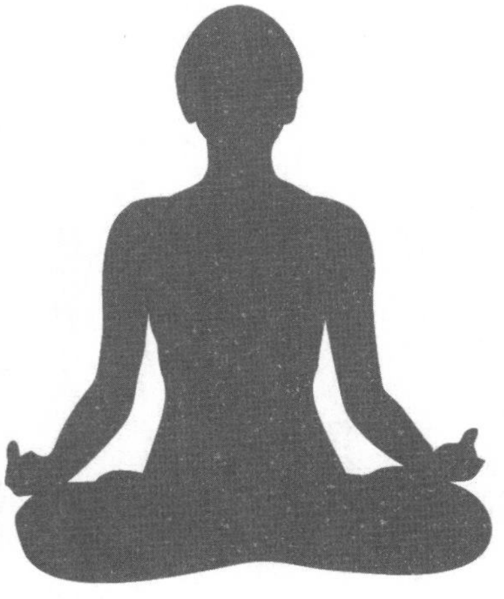

【圖三】盤腿

以盤腿爲例【圖三】，不論是兩腿交叉、單盤、雙盤，都是適合每個人調整身心的最佳工具。在盤腿放鬆的過程中全身的毛孔都會打開，可以在盤坐的大腿上蓋條毛巾，避免受到風寒著涼。進行的方法如下：

■ 坐的時候用墊子把臀部稍墊高約二～四公分，身體要注意保持正直，現代人由於生活作息都長期維持在前傾的姿勢，因此當身體挺直的時候往往會感覺好像有點向後倒，其實這才是正確的姿勢。

■ 下巴要稍微向內縮，眼睛向下大約四十五度角，二隻手可以直接放在大腿上，也可以把手掌交疊放在兩腿中間。

■ 姿勢擺好以後閉上眼睛。閉眼的目的主要是希望不要受到外界環境的干擾，如果擔心會有昏沉的現象時，也可以讓眼睛稍微張開一點點，保持半開半閉的狀態，放鬆地觀想即可。

只要親身體會，必能感受盤腿或其他療效性姿勢帶來的調正或疏氣活絡效果。

在210頁我會介紹幾種靜坐方法，這些靜坐方法也是簡單可行的療效性姿勢，只怕偷懶不做而已。過去為強調療效性姿勢的重要性，我甚至與朋友開玩笑說「這些姿勢比刷牙還重要。」療效性姿勢是個浩大縝密的系統，並非三言兩語可詳盡說明，希望未來能藉由更多作品與大家完整分享。

06

運動與呼吸

19 修身且修心的運動

規律運動的益處

人體肌肉骨骼結構就像件完美的建築架構，體內各器官組織因此架構獲得適當支撐並正常運作。但隨著年齡增長、錯誤姿勢、過度壓力與勞碌，都會造成肌肉緊繃或身體僵化。

長久的不良生活習氣，使得肌肉與肌肉間的筋膜（myofascia）容易黏附在周圍的組織，並進而造成肌肉的僵硬與凍結，而這也可能帶來身心疲憊的惡性循環。因此，不論生活再繁忙，還是應當培養規律運動的習慣。尤其高壓力族群更是如此，因爲這是走出情緒低潮與紓解壓力最快、最有效的方法。

運動時會刺激大腦分泌一種稱爲「腦內啡（endorphins）」的荷爾蒙，使身體獲得舒適與愉快的感受，讓人產生欣快感，甚至提高對疼痛的耐受力。執行規律的運動並配合正確呼吸方式，不僅能紓緩緊張與壓力，還具有許多健康效益如促進心肺功能、增強免疫力、改善睡眠品質、維持體態勻稱等等，更能啓發身心的自我療癒。

運用螺旋原理的運動

每個人或多或少都會運動，但是一般人很少探究其原理。仔細觀察西方運動文化，就會發現多數運動方式都相當激烈，例如促進肌肉生長的舉重或是消耗熱量的有氧運動等，都是強調肢體橫向或縱向的直線性訓練。東方的運動文化則講究柔和放鬆與氣脈調整，著重全身肌肉、關節和五臟六腑達到全面性的活動與伸展。

許多東方的古老運動系統，如瑜伽、太極拳、柔軟體操、氣功、道功等，都是科學且內外兼修的運動，運用「螺旋（vortex）」原理運動而活動到身體全部的關節。

至於螺旋是什麼呢？其實觀察宇宙大小動力，大到星球爆炸、宇宙成形或是大自然中空氣或水的流動，小至次原子（sub-atomic particles）的運行，完全都在一個螺旋狀態下。**此種狀態是阻力最小、阻抗最少的動力原則，大多數動植物的生長也都依循螺旋原則，所以說螺旋是宇宙間最有效率的運動方式。**

其實早在數千年前，古人就已融會貫通螺旋原理並加以應用。雖只是單純使用宇宙最根本的動力（螺旋）來當基礎，卻自然能衍生出所有其他新生的動態，諸如旋轉、延伸、開闔、絞轉、壓縮、共振等等。

唯有運用螺旋原理的運動（見307頁附錄），才能從脖子第一關節（C1）到尾椎（coccyx）全身上下各關節皆可以動到，甚至達到重新調整（realignment）的效果。

徹底拉伸讓身體更靈活順暢

要提醒大家的是，當拉伸到最徹底的時候，應該維持該姿勢數秒鐘並調整呼吸，儘量拉長吐氣後，運用「神經肌肉本體感（proprioceptive neuromuscular facilitation）」來獲得肌肉與粘黏筋膜的最大放鬆，藉此我們認為能達到相當徹底的「筋膜放鬆（myofascial release）」。在稍做停留與調息中，做到徹底伸展與放鬆，重要的是深度，而不是頻繁的伸展次數。

過程中身心自在、沒有任何勉強，在動中求靜，並在動靜合一中放鬆到無限。這樣的徹底拉伸，不僅可以改善肌肉耐力還能提高關節的柔軟度，讓身體行動更靈活順暢。在全面性肢體（尤其是脊椎骨）獲得重新調整狀況下，許多慢性疾病都能趨於好轉。螺旋拉伸運動的優點就是只靠自我運動不需藉助他人，就可達到全面性肢體調整。透過螺旋型態的運動，可以打通人的氣脈穴道，更能幫助改善許多慢性病。

日本有醫學研究證明，**假如一個人不斷做伸展運動，持續一年下來就可延長好幾年壽命**。西方也有這種說法，「關節多年輕你就多年輕（you are only as young as your joints）」。道家修行也認同，關節與骨頭若能如在母胎中柔軟，是達到長生不老的基本條件。健康長壽並不難，就怕沒有恆心毅力，半途而廢。一旦習慣了螺旋運動，改做其他運動時，有時還會發覺不過癮，似乎動得不夠徹底，沒辦法按摩到體內五臟六腑深處。由於運動量夠，做不了幾分鐘就會汗流浹背甚至冒出很稠的汗，可以感覺到像是由體內深處排出的廢物。

古人說，當一個人開通頓悟後，一切就沒有阻礙了，「動」與「靜」完全合一。提醒大家，運動時要完全放鬆，就好像把意識融入身體內，才能感受到動靜合併狀態。此時，不論運動方法是剛柔或動靜，至柔卻也最剛，至動卻也極靜，動感或靜態運動系統的抉擇間一點矛盾也沒有。

修身亦修心

古老的運動系統不僅強調修身，更重視心靈純淨、謙虛感恩與高尚品德的修持，強調身、心、靈的同步提升與全然和諧。

修心的第一步就是「感恩」，在每次吐納、每個動作中，都充滿著我們對身體每個細胞的感恩。此時我們對宇宙眾生尊重且關心，對萬事萬物感恩且珍惜，而人生觀點與處事態度也早已全然不同。感恩的心是知足自律的，不貪婪、不欺騙、不做傷害他人的事；感恩的眞我是回饋奉獻的，是無私付出的，是喜悅且不求回報的。

當我們心存感恩並樂於幫助他人與回饋社會時，身上的「氣」是與天地諧振的「正氣」，此時，人生態度與生命價値會有不可思議的轉變，正是啓動身心靈自我療癒的開始。

運動是重要的療法系統之一，而這系統周延縝密、工程浩大，受限於篇幅，本文只是初淺介紹。如果讀者尙有不理解之處，也請不要著急，可以先參考307頁附錄的基礎螺旋拉伸運動（取材自《運動新觀念》光碟），未來我會以更完整的作品來分享運動系統。

20 深層的呼吸方式

徹底的腹式呼吸

生命呈現於吐納間。試想我們能忍受幾天不進食、不喝水，但能夠幾分鐘不呼吸呢？

顯然呼吸的確是生存第一要件，然而除了維持生命外，正確的呼吸方式還能幫助促進健康。正確的呼吸方式應當用腹式呼吸，而且吐氣要緩慢且深長，如果僅是胸式呼吸，呼吸容易太過短促。運用腹部呼吸，每個呼吸循環才夠徹底。一般的胸式呼吸必須二～四倍的循環量才可能滿足身體的需要，且這種呼吸方式十分消耗能量。

完整的呼吸循環，重點在拉長吐氣時間。在拉長吐氣中，甚至可達到「息」的境界，讓身體氣脈完全打開，也就是古人所講的「天人合一」，更甚者可達到「通」的境界，此時身心非常舒暢，情緒開朗、穩重，遑論對健康會有多大的好處了。在此狀況下，人體亦最無阻力，對人生充滿正面信念。

腹式呼吸法應是在輕鬆心情下，長時間不斷堅持練習，並將此呼吸理念帶到日常生活中，最後不論吃飯、睡覺，隨時都是養息的機會。

從「吸、吐」看健康

呼吸是身體全面健康的指標，經驗豐富的醫生，根據呼吸的長短、氣味、聲音之間，就可以診斷出一個人的健康情況。

對一些慢性病患者及生命跡象垂危者，無論中西方的醫生們皆是仔細觀察病人的呼吸狀態，以便得到最正確無誤的診斷，據以下藥。甚至許多偉大的哲學家，如柏拉圖就曾多次討論到正確呼吸對身心的深遠影響；當時許多名醫，包括現代醫學之父希波克拉底，都曾不約而同地建議人們應培養正確的呼吸方式，並闡述正確呼吸對維護健康甚至治療不同疾病的功效。道家靜坐、佛家觀想、印度瑜伽、希臘柔軟功等，無不強調以正確的呼吸達到健康保健、長生不老的境界。

許多俄羅斯專家認為「過度換氣（hyperventilation）」其實是一種不正確的呼吸方式。過度換氣僅對身體產生局部刺激，短期間運用此種呼吸方式並無壞處，但是長期過度換氣，可能產生氣喘、過敏等問題。

俄羅斯專家們認爲人體最理想、正確的呼吸方式，應該像海底生物，如海豚一樣呼吸，亦即呼吸時吐氣儘量拉長，讓吸氣和吐氣的時間比例達到約二〇%比八〇%。俄羅斯發展了許多訓練呼吸的技術，親身體驗過的幾十萬人，在氣喘、過敏、高血壓和種種慢性病，都得到不可思議的改善效果。**利用腹式呼吸，身體內的能量不但能增加，且能改善許多慢性病，降低身體體溫，達到促進健康的效果。**

其中一位俄羅斯專家布泰科教授（Prof. Konstantin Buteyko），在近四十年的臨床研究發現，呼吸時若儘量將吸氣縮短、吐氣拉長，血液中二氧化碳濃度自然會增加，血紅素也就容易將氧分子釋放出來給細胞；一般呼吸下，血中二氧化碳濃度將降低，血紅素中的氧也較不易釋放出來。近年來，此種理念也在英美等國大量推廣，讓許多氣喘及其他慢性病人因此減少服藥用量，甚至完全不需再服藥。

健康長壽的第一步

後來，布泰科教授和發明家弗拉迪米爾（Vladimir F. Frolov）融入道家和佛家的觀想丹田法，開發出「內呼吸裝置（inner breathing device）」。作用有三：

（1）讓血液中二氧化碳濃度自然增加，形成「高碳（hypercapnia）」狀態。

（2）氧分子濃度降低，造成「低氧（hypoxia）」的環境。

（3）維持肺泡微血管的正壓狀態，在「內呼吸裝置」中，水之液位高低來建立微小正壓（不超過四〇毫米汞柱）。

在最短時間內，經由此種「內呼吸裝置」加上丹田觀想，降低體溫並活化細胞機能，使脈搏跳動次數降低，在吐氣時間拉長下，達到情緒穩定、安定的境界。

此種呼吸法和道家的理念一致，都是拉長吐氣。最有效的呼吸練習是在心情很平靜的情況下進行。就如同中國道家靜坐冥想和佛家觀想呼吸方法「anapana（梵語安那般那，入出息之意）」一樣，即吐氣拉長且微正壓狀況下，可造成身體另一個呼吸「動力」，此種呼吸方式就叫「內在式呼吸（inner breathing method）」。

更重要的是內在式呼吸不但可以提升全身所有細胞的能量達四～八倍，同時還可以減緩新陳代謝的速度。最明顯的外在效應是體溫會下降攝氏一～一·五度，體內有害的自由基濃度下降四～八倍。

日本與俄國的科學家們曾以科學方式推論，體溫每降低攝氏一度，人們可以多增加許多年壽命，因此運用內在式呼吸是健康長壽的條件之一。在儒家、道家、佛家及印度瑜伽術都有此一說：在修行過程中，人體新陳代謝會自然變慢，猶如動物冬眠。

體溫會降低，呼吸也會變慢甚至接近停止，接下來，心臟跳動也可能變慢或停止，連腦波動也將停止，此爲長壽的第一門檻。我認爲上述科學家的研究，其實只是數千年前古人就已流傳下來的常識，相信未來必能被大規模且先進的臨床實驗所驗證。

呼吸訓練成就健康

從現代科學的角度來看，呼吸是身體少數可藉由隨意肌及不隨意肌來控制的特殊功能。也就是說在意識的訓練下，導引非自主性的呼吸。呼吸通常是非自主控制進行的，但在恐懼或驚嚇時，會發現呼吸是急促的；而在安靜的環境下，會發現呼吸會變得很和緩、很均勻。

雖然大家都知道這些理論，卻不會特別注意。經過刻意的呼吸訓練後，此種自主性的控制呼吸方式，隨時可以取代影響原有非自主控制的呼吸，這正是神經醫學及心理醫學最先進的治療法「曳引作用（entrainment）」，運用呼吸來預防氣喘及憂鬱症等疾病。

怎麼做呢？當身體感覺不適時，例如在氣喘前兆出現時，馬上拉長吐氣，脈搏次數自然會降低，如此便可避免氣喘發作。這種自救方式在俄羅斯、東歐、西歐都已有成效。多年來，我在美國及台灣都常運用呼吸訓練的課程與朋友分享，也發現深層的呼吸方式確實對體質改善有不可思議的效果。

透過此種將吐氣儘量拉長的呼吸訓練，協助調整過往錯誤的呼吸習慣是健康很大的突破。

改變習慣的過程，是尋求健康的最大關鍵，對個人來說更是一大挑戰。人一旦可以成功克服舊習，勢必會給自己帶來更大的信心，在人生觀念上也會有很大的調整。

正確的呼吸可以爲人體帶來許多好處，徹底改變呼吸方式能幫助我們藉由「氣」來改變體內細胞及新陳代謝，達到改善體質的目的。最重要的，還是希望讀者們親自試驗這深層的呼吸方式，眞正體會腹式的內在呼吸所帶來的不同。

07

身心靈的全面診治

21 了解疾病的根源

完整無缺的實相

當我們提問「什麼是疾病的根源?」時,便已說明我們僅是單純由身體的觀點出發,去檢視健康和生活的每個層面。一般人所謂的健康或不健康,都是單純地從身體的觀點來看,透過身體而架構出對萬事萬物的觀念和感受。

由於身體(肉體)的存在,在某種程度上便已區別了「自我」與「他者」。人從出生後便存在一個錯誤的基本假設,認爲「每個身體都是獨立運作的個體」。人們視身體爲一個能出生、成熟、衰老、消失的客觀實體,這種觀點不僅隔絕了身體與宇宙中其他個體,也讓我們忽略了身體、心靈及其他細微的影響。因此,我們必須停下來,仔細想想「我們究竟是什麼?」在不瞭解這一點時,便暢談疾病與健康似乎無法清楚釐清根本。

人們常以爲自己就是那個能知、能見、能聽、能想、能哭、能笑的個體，然而當完全跳脫「觀察者」和「被觀察者」的角色時，身體（肉體）並未在那一瞬間「消失」，我們只是突然的直接體驗到萬事萬物，不需透過自己或身體的觀點便能體察完整無缺的一切，這便是眞正的「實相（reality）」。在頓悟當下，**身體假相會突然消失，實相既不在體內也非在體外，眞正的實相原本便已完整無缺，容納萬有。**屆時我們將會明白自己或身體正是侷限的主因。

人類存在的最大矛盾

說到這裡，或許你正疑惑「如果身體不眞的存在，要如何談論關於健康或疾病的一切呢？」

靜心思索人類存在的最大矛盾，便是奠基於錯誤的「分離假設」。人們依此爲自己的人生創造出一連串的事件，不斷地將本我分解爲感官的覺受（包括視、聽、嗅、味、觸覺）及想像力的經驗片段。藉由這些訊息的輸入所創造出的宇宙萬有，卻反過頭來不斷提醒我們，身爲人必將面對死亡的脆弱。自此，我們爲自己設定了健康和疾病的觀念，所以，我們也花費許多心力在關照及滿足身體的需求，如進食、飲水、排泄、撫慰，努力滿足每一個慾望。

但當我們眞正覺醒時，身體不再是分離的實體，我們也不再受限於健康或疾病的狀態，不再受短暫的妄想所迷惑。我們將過著內在平靜、完整實現、眞實體悟的生活。這種超越任何短暫快樂的寧靜喜悅，才是我們的原始面貌。只有眞實的體悟才能使我們長保快樂，讓健康的潛能完全甦醒。只有完全的覺醒，才能帶來完整的健康，無人例外。

在體悟的當下，我們將頓然由出生以來便承擔的所有緊繃關係和兩難中釋放出來，存在的重擔也於焉脫落，成爲自由的人、眞實的自己。在這種狀態下，我們看待生命和一切的眼光也會截然不同。

從因果業力的定律來看，萬事萬物都不過是作用力和反作用力的無盡序曲，直至時間終止方休。從這觀點來看，疾病反映的正是過去某時空中我們的行爲結果。只是我們選擇創造出「我」的假相，與自己分離，才有如此的展現。人們可以不停地追逐各種治療疾病的方法，但若不了解自己是誰，終究無法一探疾病的根本原因。

談到因果、業力，多數人會直接聯想到宗教，這其實是個謬思！

「因果律」是自然界最基本的定律之一，牛頓第三運動定律的「作用力/反作用力」原理就已揭露了因果律。兩百年前，這個定律由於定義不完整，只反映了線性論域或僅以我們所能知覺的時空中的作用與反作用。然而，眞正的因果律是跨越時空障壁的，許多物理學家已體會到，緣起和因果是眞實不虛的，並以此發展出超弦、網絡理論，以這些複雜的數學理論來解釋宇宙是連續性的全相整體。一旦這原理完全建立，並爲科學社群普遍接受，人們今日所了解的醫學將徹底轉變。

心念的改變需要徹底體悟

唯有徹底體悟，才能眞正改變現狀或轉變業力，徹底的體悟會帶來心念的遽變，心念的遽變會改變我們的一切，包括信念、價值觀、性格、好惡，以及一切的一切。我們會以許多方式經歷重生。唯有透過對自己的「大手術」、透過重生，我們才有希望改變命運，包括改變自己的健康，整體的轉換引領我們超越，超越對人之必死的恐懼與擔憂。

心念的改變需要行動支持，必須將體悟以行動展現，時時刻刻覺知自身的責任，無論飲食、生活、念頭、對身體、對環境還有與他人的關係皆然。**行動代表的是最高等的道德品行，讓我們純淨的生活與思考，每一字句、每個念頭都充滿了虔敬與慈悲，沒有行動，就不算眞正的了悟。**

唯有透過行動，片刻不忘，才能矯正或消除習慣的能量。習慣是過去所有業力所累積的總和，除非徹底改變，否則生命仍會持續處於令人不適的失衡狀態。唯有看清造就我們的習慣並改變它們，才能將自己由業力的循環中解放出來，改變命運，超越時空的限制。

在兩極間的平衡點

健康生活應當是兩極之間的自然平衡，如果自然的平衡被破壞時，就會導致壓力或疾病不適的狀態。其實，在看清這一切是多麼的無常，我們並不需要現在所經歷的這麼多刺激，無論酒精、菸草、垃圾食品、昏沈或過度刺激的生活型態。這一切，只是簡單的遵守律法，一種削減所有的過度，讓我們清醒且對生活負責的律法。

所有的教導都是爲了提醒我們活在平衡中，在每一瞬間活出身心整體。大腦的左右半球、性格中的內外向、內在與外在、上與下、前與後，都必須睿智且充滿創意的去平衡，在每一個當下都是如此。唯有如此，我們才能將生命領往存在的十字路口。

22 完全的療癒

和諧的量子諧振

在二十一世紀的今天，雖然由於人們不斷地努力，已使各個科技領域都展現了驚人的重大突破，但人類對於自然界與生命息息相關的許多力量卻仍處於相當無知的狀態。舉例來說，人們尚不清楚意識如何產生？如何儲存？甚至如何傳遞訊息的？單靠神經傳導的原理，也就是以物質來解釋它是無法成立的，因爲意識的傳導比光速還快。

在二十世紀初，有幾位優秀的物理學家提出「量子力學」的觀念以描述微觀粒子。當物質粒子變得極小時，它就不再遵循牛頓定律，因此物理學家以「量子力學」來解釋粒子的不規則運動。但「微觀」的量子力學或「巨觀」的物理現象，或許都只是人們所給予的區隔，也許未來更先進的科學能證明最微小到最巨大的體，都離不開

「量子諧振」的規律。

量子力學的理論雖然可以解答所有過去無法解釋的現象，但它對科學的全面影響尚無法確定，因爲根據量子力學，沒有任何事物是固定或確定的，它的存在，也就是觀察的結果取決於觀察者。

至於量子諧振，它的觀念又更難理解了。量子諧振是指散佈於自然界中從最大到最小的一切事物，都處於一種統一、和諧狀態。這就好比，共處於一個體系中的所有個體，都是存在於一個單一和諧的振動狀態，但這種狀況卻只有在超越時空狀態下才可能存在。在量子諧振的環境下，不僅能量上是趨於最穩定狀態，達到最少的能量耗損，在組織上也是處於最高的規律與次序。既然最高規律與次序就是生命本身，因此只有在量子諧振的狀態下才能解釋生命的完美過程。

人類與生俱有的和諧快樂

古人在很久以前早就知道，人類必須與大自然和諧共存。由於人的身、心、靈是一連串密不可分的能量流，在諧振狀態時，它與天、地、萬物是和諧、也是合而爲一的，這是人類與生俱有的能力。

我們原本是和諧、快樂和健康的，但當量子諧振被破壞時，身心就會被帶往退化與不快樂的道路上。於是引發出許多所謂的「文明病」，包括高血壓、心臟病、糖尿病、纖維肌痛症（fibromyalgia）、憂鬱症、癌症，以及其他許多慢性病。因此，在尚未回到與宇宙諧振的狀態前，要恢復完全健康，是不可能或者說是做不到的。也就是說，僅靠藥物治療是不可能恢復健康的，而必須主動找回與生俱有的諧振狀態。

直到現在，醫學界已逐漸了解這個基本概念，認同人們需要整體的療癒，而非僅僅治療某一特別的疾病或是某一器官的病變。人們與本身的疾病是無法分開的，因爲疾病的病徵其實是顯示身、心、靈在更深層次出現不和諧的現象。在過去，這些見解都會被認爲沒有數理或科學根據，但現今有許多醫師也認同，除非身、心、靈達到和諧，否則任何治療皆不能觸及疾病的根源。

從內心徹底轉變

究竟每個人該如何達到身、心、靈統一的狀態？相信大家都希望活在和諧安寧的狀態，但究竟要如何做到？答案非常簡單，只要內心徹底轉變就能做到。

內心的徹底轉變意味著在分分秒秒中，我們都必須完全了解自己和生命。這個轉變也代表著我們有足夠的勇氣，深入地探索自身，檢視我們的態度及一切，找出自己的缺失及做錯的地方，能眞誠地懺悔並立願改善。悔改的力量之大會帶給我們全新的角度觀看自己、這世界和周遭的一切。

因爲這個理解，我們就必須對自己的生活方式做徹底改變，不只包括多運動、以更多生鮮蔬果爲主的飲食習慣，它也會使我們對一切事物（甚至病痛）存著感激之心及樂觀正面的看法。它會驅動我們向內觀察自身的動機，反省生命的價值，並將這些失而復得的價值觀和周圍分享，因此它也驅動我們踏出去。如此一來，我們生命的每一天都將過得充實、有意義。這個徹底的轉變是達到身心靈完全痊癒的基礎，不論西醫或中醫，遲早都會回頭欣然接受這方法。所有的科技若要繼續，都無法與此簡單的理論脫節。

當內心徹底轉變並在行爲與態度上顯現出來時，人們的身心即可達到統一性，這也是自然的量子統一性。肉體上的治療只是這轉變中的一個簡單延伸；內心的轉變是解決疾病的首要工作，它能重整我們的身心，進而準備邁向痊癒的未來。

更重要的是，內心轉變能促使我們打開心胸迎接生命。**「打開」的心胸是一顆充滿憐憫的心，憐憫與慈悲是宇宙中最強的統一力量，它比任何力量都還能戰勝所有不適**。充滿正向、感恩與慈悲的念頭，是幫助身心靈和諧最簡單、也最直接的方法，也是自我療癒的第一步。

內心的徹底轉變，是「真原醫」最根本的核心

內心的徹底轉變，就是「眞原醫」最根本的核心。它把量子諧振或是完全的和諧狀態從大自然再帶回生活中，並利用現今的奈米甚至次奈米科技，來達到古人數千年前就已知道的事實。

而這和諧狀態不需摒棄現代科技，兩者完全不衝突。我相信達到諧振是恢復全地球健康的第一步，也是重要的關鍵。但是最終，這一切都要靠自己主動追求，並且落實在每一天生活中。也只有自己眞正體會與領悟後，才能夠幫助其他人轉變他們的心，最後，也轉變他們的健康。

23 細胞健康的觀念

細胞健康理論

從細胞到整個人體，都維持著獨特的平衡狀態，是重拾健康的關鍵。事實上，也唯有細胞內外的條件平衡時，才能確保細胞的健康；包括營養的攝取、廢物的排除、適量的代謝產物，以及圍繞在細胞周遭液體的平衡。人體內的細胞數目高達三十兆以上，也因此要能維持細胞的健康，人體才能得到眞正的健康！

一九一二年的諾貝爾醫學獎得主亞力士．卡瑞博士（Dr. Alexis Carrel）在洛克菲勒醫學研究所（現今的洛克菲勒大學）時，成功的將雞胚心臟組織細胞在體外保存了二十九年！後來細胞之所以死去，是因爲助理一時疏忽，忘記更換細胞培養基造成。卡瑞博士說：「細胞可以不死！細胞之所以死亡，是因爲細胞賴以生長的液體老化了。定期更新培養液，細胞能得到新的養份，生命便得以延續。」同樣地，體內的細胞也是一樣，如果能得到適當的養份和照料，所有的細胞都應該能長期健康的存活著。這就是「細胞健康理論」的基礎。

要維持細胞健康的前提，應該注意以下幾點要素：

■有益於細胞的環境

細胞應該在好水、礦物質及維生素足夠且均衡供應的環境下生長。所有重要的營養素應該供給平衡、酸鹼比例正確，且溫度適當。正如山謬．魏斯特博士（Dr. C. Samuel West）在《The Golden Seven Plus One》一書中指出：「只要細胞內外的液體環境正確，細胞就不可能損壞或死亡。」

這也是卡瑞博士在二十世紀初期，一生努力所獲得的經驗。細胞內的水和水龍頭流出來的水不一樣。細胞內的水結構良好，是眞正的活水，和一般的水相比，稠度、黏滯度、波動、催化性質截然不同。

■有益於細胞的食物

健康的細胞，需要健康的食物。最健康的細胞食物，必須易於被人體同化，並爲細胞使用。一般來說，生長自擁有完整礦物質及微量元素土壤的生鮮蔬果，是細胞最能夠利用的養份，且土壤中完整、正確的礦物質和微量元素，能使收成的作物具有催化能力。

正如荻原義秀博士（Dr. Yoshihide Hagiwara, M.D.）在《神奇的大麥苗》書中指出：「維持礦物質的均衡，是健康的關鍵。」

■有益於細胞的運動

體液和細胞所處的環境液體，必須經常流動，才能使細胞保持健康，因爲細胞周圍營養液的流動，除了能確保氧氣供應充足外，還能使營養的攝入與排出維持在適當的平衡點上。

營養液的流動如果變得遲滯，所有細胞也會變得虛弱無力。運動是促進營養液流動的最佳方式，在各種運動項目中，拉伸運動和有氧鍛鍊特別有幫助。

■有益於細胞的防護

除了靠健康的免疫系統保護細胞免於傷害之外，來自天然食材的營養素，是最佳的抗氧化劑和免疫提升劑，因此，某些重要營養物質的平衡，能保護細胞免於經常性的氧化傷害。

■有益於細胞的態度

正面的心理態度會在各個層次影響身體，尤其在細胞層次，笑聲和愉悅等正向情緒，能增進全面的細胞活性；而哀傷和沮喪等負向情緒，則會抑制免疫系統和細胞功能。

休息、淨化、重整

唯有每日關照細胞的健康，我們才能夠重拾身心整體的健康。我設計了一個簡單可行的行動系統，囊括日常生活的點點滴滴。只要三個步驟：休息、淨化、重整。

一・休息

第一個階段是停下來，包含所有的生活習慣，還包括慣有思考模式。只有停下我們的慣性，才有機會省思自己以及自己對生命所做的一切。藉由突如其來改變，如全新觀念或方法，或飲食、生活型態、觀念上的急遽變化，皆能達到讓身心平息的目的。有時候，在面對全然不同或陌生的事物或情境時，身心也會在突然的震撼中停格，進入平息的狀態，面對危機狀態的開始也有這種情況。

二・淨化

停下來之後，接著是淨化的階段，讓身心自行清除廢物。在重新建構身體之前，我們必須知道如何排除造成負擔的眾多毒素，擺脫出生以來所累積的一切污穢，無論是化學毒素、廢物，還是束縛我們心靈的種種習氣。在淨化過程中讓身心回復遠離已久的平衡點，許多的營養素和方法，都只是用來幫助加速身體淨化的輔助工具。

淨化階段可能引發令人不適的「好轉反應」，也就是一般人所說的「痊癒危機」、「淨化作用」、「排毒反應」，這些反應都在預期之中，在身體完全淨化前出現。雖然可能感到不適、甚至痛苦，但都是身心痊癒前必須進行的步驟。

三·**重整**

最後，就是身心的重新調整和重新訓練，讓身心以全然不同的方式運作。這個階段，透過習氣的徹底改變，而使心念發生相應的變化。從這一點開始，從事有益身心的正確行爲，學習平衡生活、保留生命能量，並透過充實服務的生活，完整實現覺照生活的循環。想要過著符合健康的生活，必須以正確的方式完成所有事情，不只是吃得均衡、睡得正確，還要在生命中的每個層次相呼應，包括適當的運動、與大自然和周遭的人保持適當的關係、在影響健康的所有因素上接受適當的教育、適當節制心靈以追求更高的靈性成長。

沒有任何的單一療法或補充品能完成這一切，人們必須將整個身心奉獻出來，對自己的健康負起完全的責任，時時刻刻以覺醒的方式，在生活中實現改變自己的承諾。透過休息、淨化、重整的整體轉變，並提供細胞健康的必需因素如環境、食物、運動、態度、防護等，才能以全新的體悟來生活。

24 身心清淨

自淨與自癒的能力

健康的層次，和生命本身一樣的複雜，雖然身體與生俱有各項自淨與自我療癒的能力，但只有在身心處於和諧狀態下才能運作正常。

正常狀況下，人體就像是一台具有自我修補功能的機械，經由皮膚、肺臟、腎臟、直腸這四大排泄器官，進行自我清潔的功能；除此以外，正確的思想、穩定的情緒，也是平衡生命的重要因素。

然而，在現今複雜的生活條件下，我們需要更多努力，學習保護這些自然的清潔與平衡機制，讓它們能發揮正常功能，否則一旦這些功能失去平衡，疾病與衰老就很容易發生。

身體清淨

一．皮膚需要足夠的運動量

皮膚有呼吸及排除廢物的功能，所以應該常常洗澡以維持皮膚的清潔，但這還不夠，皮膚還要得到足夠的運動量。如果皮膚缺乏足夠的運動，表面的血液循環變差，就會喪失應有的彈性和健康。加上人們經常以衣物遮蔽大部份皮膚，使其變得蒼白、缺乏活力。所以將皮膚適當的暴露在日光和空氣中是對健康有幫助的。每天洗澡過後摩擦身體，也是照顧皮膚不錯的方法。

二．氧氣是最重要的生命力元素

氧氣和水份都是體內的最佳清潔劑，氧氣能燃燒體內的物質，將這些東西轉化為氣體、碳水化合物、尿素和其他能夠經由血液中運輸排除體外的廢物。大部份的氧氣是經由肺臟吸收而來，再經由血液運送到體內成千上萬個細胞。但現今多數人因為活動力不夠，因此無法得到足夠的氧氣。所以，如果各位希望為血液補充更多的氧氣，全面性的身體運動是唯一可以達到的方法。

同時，為了讓身體獲得更多的氧氣，正確的呼吸方式也是重要關鍵。現代人因為長期焦慮緊張，以致呼吸速度愈來愈快，快吸、快吐的呼吸方式，非但無法讓身體獲得足夠氧氣，也在呼吸的同時消耗大量能量。因此，利用腹式呼吸儘量拉長吐氣時間，不僅可以讓每一口吸入的氧氣完全被身體充分利用，也可以平衡自律神經。

三．腎臟需要足夠水份幫助身體清潔

正常情況下，腎臟會好好的照料自己使其運作正常。但可惜的是，如果我們不提供身體足量的水，體內就沒有足夠的水份來沖刷廢物，進而導致疾病產生。個子嬌小的女性，每天應喝約二〇〇〇毫升的水，而個頭大些的男性，每天應喝約三〇〇〇毫升的水，這是維持腎臟健康的第一步；下一步就是正確的飲食，不要吃加工以及調味過度的食物，以避免加重腎臟負擔；第三步則是不要濫用藥物、酗酒，對內臟來說，酒精是非常難以處理的物質。當然，咖啡、香菸的使用量是愈少愈好，這些物質會使身體正常運作機能下降，加速器官退化。

四．正常的腸道功能可避免廢物再吸收

便秘，是一個現代人非常普遍的毛病！便秘會使腸道內的廢物累積過久，使其中的廢物再度吸收進入血液和淋巴液中，長期累積的廢物如果無法順利排除，將會加速身體失衡，甚至產生疾病。

一個人如果無法做到正確的呼吸、運動、正確飲食、喝足夠的水，便秘則是一定的結果。正常的排便應該是柔軟、容易成形，我們每天應該至少讓腸道排泄功能發揮一次，如果能夠兩次的話會更好。

爲便秘所苦的人，可以在起床後喝五〇〇毫升以上的水，同時加入一點檸檬汁，或者也可以不加。當然正確飲食、大量飲水、適當運動，特別是有益於腹部肌肉收縮與放鬆的運動，都是必要的。除非腸道器官已發生相當程度的變化，例如腸道已產生纖維化沉積，或腸壁已失去彈性，否則只要堅持正確的生活方式，就能夠克服這個疾病。

思想清淨

錯誤的思考以及毀滅性的情緒，也是導致身體失衡的重要原因。「錯誤的思考」包括負面、壓抑、以自我爲中心的思考。

「毀滅性的情緒」，如極度的恐懼、憂慮、沮喪、憤怒、嫉妒、貪求、偏執，都會使內在緊繃、神經機制受損，同時讓內臟運作困難，削弱消化、吸收、排泄的功能。

這完全是一個我們自己造出來摧毀自己健康的敵人，因爲這些情緒往往是阻礙身體健康的關鍵。

該怎麼培養正確的思考習慣？簡單地說，**正確的思考就是以清晰、冷靜的方式思考，讓生命因爲寬容與善意而充滿活力。雖然聽起來很簡單，但我們必須努力學習才能眞正做到。**

能學會冷靜思考的心理態度，並培養善念的人，就已經使生命遠離大多數的毀滅性情緒了。雖然負面的情緒還是會潛入，但是已經到達此一境界的人，不會矯情，也不會排斥這些情緒，因此這些情緒很快就會消失。當然，遠離毀滅性思考，進入建設性的境界，是需要時間和努力的。然而，幸福、滿足和成功的回報是如此強大，的確值得我們向前努力。雖然人沒有十全十美，但這仍然是個神奇的目標，健康就是得到提升後的獎勵之一。

所謂建設性的思考，是以清晰、無雜念的心智，去發掘人生在世所遭遇的問題，並解決它。

也就是說，凡事要能夠以清晰寬容的方式來思考，對萬事懷以善意。做任何計劃都不只是爲了自己，還能夠爲了別人著想，有捨有得是生命的律法，能付出愈多，在生命中就能獲得愈大的快樂與滿足。

身體自淨需靠身心和諧

經常有朋友問我：「我飲食正確，爲什麼還會生病？」有些人甚至清楚說明他們多麼注意照顧自己的飲食方式。但不論是飲食、運動或是呼吸都只是生命中的一部份，即使飲食正確，人還是可能會生病。

眞正的健康來自全面的均衡與和諧，當身體建立一個自然的內在節律，才可以幫助我們克服內在與外在的各種變化與壓力。所以我們必須由日常中每個行爲、念頭，甚至每個態度著手，無論是肉體或心理上的層次都要小心照顧，如此才可以眞正遠離疾病邁向健康。

25 好轉反應

身心的自我清理

好轉反應是一種身體在純化或排毒過程，所導致的身心綜合反應。由於身心突然被撼動，停止了慣性而得以休養生息，引發身體自我清理的過程。好轉反應可由兩個層面來看，一個是身體上，另一個則是情緒和心理上。

在毒素被身體排出前，必須先由細胞深處釋放出來。一般情況下，這些日積月累的毒素和廢物會進入血液並流動至全身，導致生病部位外的身體局部或全身性的好轉反應。在本來生病部位的附近，呈現表面上看來像生病的狀況，但事實卻相反。

另一個層面是情緒和心理的反應，通常是消沉無力的感受，和戒除酒精、香菸、咖啡和其他成癮性藥物後的戒斷反應非常類似。

使用草本植物、調理素、或在飲食上改行蔬果生食，停止飲用咖啡、精製糖、巧克力、汽水、酒精和藥物，就可能引發這種反應。

好轉反應的症狀

好轉反應的症狀，跟毒素的排除密切相關。毒素透過血液流動，會經由肺臟、腎臟、皮膚、腸道，而被排出體外。除了腸道中食物的殘渣外，排出的毒物還包括長年在身體中累積的毒素，包括肌肉中的尿酸、血管中的膽固醇、由淋巴結釋出的害菌、藥物和成癮物質（尼古丁、咖啡因、自由基）。可能症狀包括：

■神經肌肉方面：肌肉疼痛、頭痛、噁心、虛弱無力、疼痛、發寒顫、沒胃口、痲木、昏眩、視力缺陷、口乾舌燥。

■心理方面：沮喪、易怒、呆滯、頭昏眼花、緊張。

■睡眠方面：睡眠型態改變，突然嗜睡或失眠。

■代謝方面：新陳代謝過度旺盛，例如出汗、潮紅、發燒、心跳過速、過度換氣、新陳代謝變慢或常發寒顫。

■排出大量黏液：出現白色或黃色舌苔，鼻涕變多、多痰，或者帶有異味的痰，不舒服、疼痛等類似感冒的症狀；有些女性白帶會增多。

■腸胃道方面：腸胃道不適、口臭、腹瀉、便秘。通常糞便的顏色會變深，並有惡臭。

■皮膚排毒：青春痘、紅疹、水痘、發癢。每天泡澡的患者，在好轉反應期間會發現洗澡水髒了許多，洗完澡浴缸甚至會留下一圈灰色體垢。

■尿液方面：頻尿，尿液顏色和味道改變，常出現混濁和有騷味的尿液。

■其他：局部腫脹和疼痛。

嚴重的好轉反應症狀，該怎麼處理？

好轉反應的強度和性質，會與個人體質和排毒的速度有關。通常並不建議打斷排毒過程，除非症狀非常嚴重到難以忍受，否則應該讓身體走完整個排毒流程。基本上應該避免使用止痛藥和其他藥物來降低好轉反應帶來的不適。一般來說，只要漸進地改變飲食型態和生活方式，應該足以減輕好轉反應的強度。

好轉反應通常不超過兩、三天，但也常常有人是持續好幾個星期，直到毒素完全排出為止。大致來說，在好轉反應後，會立即感受到能量和健康的巨大回升力量。在某些疾病中，好轉反應可能會重複出現多次，但是每一次的強度都會稍減。而處理好轉反應的幾個方法就是喝大量的水，最好選擇優質的礦泉水或花草茶，刷洗皮膚、多洗澡、在大自然中散步、做輕鬆的伸展運動、避免油炸和肉類及其加工製品。

好轉反應是療癒必經的過程嗎？

如果不了解原因，大多數人會對出現好轉反應十分困惑，尤其一些看似正常的器官，在這個過程中突然疼痛起來。**人們一直以爲痊癒等於感覺更好，而不是更差，反而難以接受在痊癒的過程中，先排掉毒素才能痊癒的觀念**。事實上，這種短期挫折，正是人體自我療癒的潛能開始運作的首要徵兆。在我們的細胞組織內，長年累月錯誤的飲食作息已經囤積了不少有毒廢物。很多人在經歷多次好轉反應後，才驚覺原來身體能累積這麼多毒素。即使經歷好幾次好轉反應，還是能夠感受到這些毒素殘留對身體的影響。

基本上，多數的人都認同與其讓毒素安穩地藏在體內，趁虛發病，不如忍受毒素浮出表面帶來的短暫痛苦，以解決心腹大患。然而，好轉反應並不僅是一個將毒素趕出體內的反應而已。在痊癒的過程中，身體的反應看起來會很像病情的逆轉過程；換句話說，**好轉反應就像健康狀態突然開倒車，把病情前進的序曲，倒著過來再表演一**

次。**從這個角度看來，好轉反應正是疾病和痊癒必須穿過的共同步驟。**

大約一百五十年前，美國同類療法之父康士坦丁．賀林博士（Dr. Constantine Hering），在他的「痊癒定律（Hering's Law of Cure）」中就用非常生動的方式描述：「所有的痊癒都是由內而外、由上到下的，而且與病症出現的順序恰巧相反。」身體有自己的記憶，可以在痊癒的過程中逆轉，也可以繼續往退化的方向走，這個基本的觀察在醫學史中俯拾皆是，許多早期的名醫都完全瞭解恢復健康前，必須先誘發好轉反應的道理。

現代醫學之父希波克拉底在兩千五百年前便說：「只要給我一個發燒現象，我可以治癒所有疾病。」在他之後的亨利．林德勒醫師（Dr. Henry Lindlahr）也提到：「只要給我一個好轉危機和反應，我可以治癒所有疾病。」好轉反應其實已是醫學界的主流觀念，直到八十多年前抗生素和許多化療的方法被普及化，好轉反應的觀念才漸漸式微。

當我在紐約還是個年輕醫師時，接觸到的許多資深醫師都十分認同好轉反應的觀念並身體力行，而我個人親身觀察許多病人的痊癒過程，也沒有一次違背賀林博士的「痊癒定律」。由於我個人的看法和許多主張自然療法的整體醫療治療師一致，都認爲必須經歷過某種形式的好轉反應，才可能將體內潛藏的疾病連根拔起。這個道理和生命本身一樣基本，也同樣禁得起任何今日科學標準的檢驗。

在前面提過，好轉反應也有情緒層面，強度不會比身體反應弱。情緒上的好轉反應，也可以看做是一種有戒斷症狀或消沈的淨化作用，包括易怒、憤怒、情緒爆發、不穩定、抑鬱。改變任何慣性，都可能產生類似狀況。可惜很多人因爲覺得自己無法應付這些情緒，就提早放棄了新飲食和新生活方式的嘗試。

然而，伴隨著好轉反應同時出現的情緒危機，事實上能幫助我們成長、成熟。如果沒有危機，沒有痛苦，也很難在身心產生重大變革。常言道：「不經一番寒徹骨，焉得梅花撲鼻香。」這是所有治療師的共同體驗，身心必須經歷過好轉反應，才能進入治療的轉機，並得到完整轉變。

瞭解好轉反應能幫助你對健康有更進一步的認識，我相信，維持與提升健康本身就是一種主動的動態過程，需要當事人下定決心，達成身心靈重新調整，而不是只被動依賴藥物的力量。因身心清理而引發的好轉反應過程，或許令人感到不適但卻能幫助我們身心統合、恢復健康。

26 體內淨化

溫和斷食帶來身心轉變

多年來，常有朋友提問：「斷食與灌腸對健康是否有幫助？」我總是與他們分享馬耶爾醫師的名言：「與其教導人們如何斷食，我們更該教人們如何正確飲食！」也就是說，雖然適度斷食的確是淨化體質的有效方法之一，但正確飲食型態才是健康的根本。

自古至今，其實有許多卓越的營養學家或整體療法醫師認同斷食的健康助益。只是近百年醫學快速發展後，日新月異的新醫學觀念使得人們忽視斷食療法，甚至擔心斷食會有副作用。

仔細觀察，其實各文化或宗教都有「禁食（fasting）」傳統，如猶太人在贖罪日禁食、基督教徒禁食禱告、印度教徒在聖日斷食、回教穆斯林在齋戒月的白天禁食，而佛教僧侶在苦修過程中也會斷食齋戒或閉關。斷食傳統其實已傳承數千年，偶爾適度的斷食不但不會帶來健康傷害，相反地對斷食者的意識轉換與提升是有幫助的。

現代人的飲食失衡大多是過度而非不足，站在醫學的角度，斷食就如同在個人的飲食習慣上突然喊「卡」，趁機讓消化器官適度休息，這其實相當合理。身體平時耗費許多能量在消化上，適度斷食能讓身體休息，並將能量轉爲身體所需的療癒之用。我們自出生以來，就習慣一日多餐，有時過度飽食，適度斷食能打破這個習氣並徹底清理身心。

所以我常建議朋友們以開放的心胸面對斷食觀念，不妨試著瞭解溫和斷食所帶來的身心轉變。

斷食而非真的中斷飲食

我個人的看法和許多臨床營養學家相同，認爲斷食時使用蔬菜汁、果汁、蔬菜湯、花草茶的效果，比只喝水更能達成斷食的目的，因爲斷食期間如果只喝水，反而容易因缺乏粗纖維使得腸道蠕動減緩，廢物和毒素更容易堆積在體內。

新鮮蔬果汁比水更能有效將毒素排出，且富含一般熟食所缺乏的酵素和生命力。

利用蔬果汁這種「活的食物」來達到「斷食而非眞的中斷飲食」，是較溫和且能幫助掃除腸道廢物的斷食方法。

至於每個人可以斷食多久，其實是因個人體質而異。世界各地有許多醫學中心，幫助患者進行爲期數週之久的斷食，對重病或身患絕症的患者，通常也能產生不錯的效果。

但是要進行這種激烈斷食，一定要有合格醫事人員從旁協助。我個人建議，一般人採取較溫和的定期蔬果汁斷食養生法即可。一開始不要超過一天，可以從晚上就開始，只吃清淡的蔬菜湯當晚餐，第二天可以喝蔬菜湯和蔬果汁，直到第二天的晚餐結束。爲了方便起見，可以選擇不用上班，能夠放鬆獨處的週末來進行一日斷食。在這一天散散步，做些輕鬆的伸展運動，儘量接觸新鮮空氣和自然環境。這樣的斷食既安全又有效，同時也不會打亂平常的工作和生活。

至於「斷食是否需要搭配灌腸？」一直是個具爭議性的話題。主要是因爲斷食期間缺乏固體食物，腸道蠕動趨緩，排便的能力多少會降低。其實由於東西方的飲食文化不同，西方人的腸道毒化問題較東方人嚴重得多，因此會有人建議斷食時搭配灌腸來解決腸道毒化問題。**而國人其實只要在飲食上用點心思，不見得需要採用灌腸法來排毒。**

新生活態度才是關鍵

即使在斷食排毒後，平日的飲食習慣仍應徹底調整，才能夠維持斷食所帶來的益處。身體必須要重新鍛鍊，才能接受全然不同的食物。不管哪種文化，只要提到斷食，就會提到生機飲食，所謂的生機飲食是以生鮮蔬食爲主的全方位食材，也是大自然賦予所有益處的食材。生機飲食富含酵素、維生素、礦物質和其他未經加工破壞的營養素。人體腸道內的菌落，在各種食材的搭配下，也會恢復該有的平衡並幫助人體吸收更好的營養素。即使常常進行斷食，還是需要常吃生機活力飲食，才不會讓體質毒化和疾病的惡性循環再次發生。由此可知，**正確的飲食型態才是體內淨化的關鍵**，除了愼選食材、細嚼慢嚥外，進食時儘可能將水果和正餐分開吃。因爲水果是已經由大自然預先消化過的食物，需要的消化過程很短，飽餐之後馬上吃水果，容易讓水果在腸胃中因滯留過久而發酵，反而會影響消化吸收。

此外，簡單的飲食搭配，比複雜多樣的美食更能夠使營養素被人體完全吸收。還有，我們應多喝純淨好水，儘量讓自己養成正常排便的習慣，至少每天一次。斷食或其他排毒方法只是讓身體暫時休息，重要的是，我們不論在飲食、運動、情緒等各方面，都應抱持與以往截然不同的新生活態度，這才是治標又治本的健康關鍵。

08

身心和諧與靜坐

27 壓力與健康

壓力與疾病的研究調查

根據美國壓力調查中心的報告顯示，約有七五~九○%的一般門診病患的病痛是因壓力而導致。單是美國，每年就消耗掉五十億美元鎮定劑、五十億美元巴比妥酸鹽、三十億美元安非他命，以及一萬六千噸的阿斯匹靈，以上還不包括常用的消炎止痛藥普羅芬（Ibuprofen）及泰諾止痛劑（Tylenol）中的鎮痛解熱成份——乙醯胺酚（acetaminophen）。

醫學上常統計因高膽固醇、糖尿病、抽菸等等危險因子導致心臟病的機率有多高，但事實顯示，這些高危險因子所引發的心臟病病例，遠比不當減肥、環境、作息或壓力所引發的心臟病的病例低。倫敦大學的艾森克博士（Dr. Hans J. Eysenck）在一九八八年發表的重要報告中指出，未經適當處理的壓力所導致的死亡率，大於因癌症、心臟病及吸菸造成的死亡率。

事實上，在心臟病發後，復原與否的決定性因素，並非完全決定於動脈是否阻塞等生理狀況，還包括病人的情緒。美國衛生教育及社會福利機構曾有篇令人訝異的報告指出，「對工作的滿意度」及「對人生的樂觀程度」是決定心臟病人能否復原的重要因素。以下還有一些相關報告與讀者分享：

■無法妥善處理自身壓力的人，死亡率較無壓力者高了四成。

■哈佛醫學院針對一千六百二十三位心臟病發後的復原者進行研究，發現在情緒波動大、易怒者，其心臟病再發率是冷靜者的兩倍。

■哈佛大學公共衛生系針對一千七百位、三十歲以上男士追蹤二十年後發現，常憂心社會百態、個人健康及經濟狀況的人，罹患冠狀動脈的機率明顯增加。

■一份分析二百零二位職業婦女的報告中顯示，工作、家庭、朋友的衝突是引發心臟病的重要因素。

■一項針對二千八百二十九人，五五~八五歲之間，位居要職且覺得能控制自己人生的人的大型跨國研究發現，其死亡率較生命充滿無力感的人少了六成。

■美國梅約醫學中心的報告指出，心理壓力是未來罹患心臟病的重要指標。

許多壓力往往已存在很久，但人們卻有意無意地忽視它，直到身體承受不了而爆發各種身心疾病，才肯正視這問題。因此，消除長期性壓力是必須要做的工作。

長期日常壓力影響健康甚鉅

一九九七年杜克大學的研究指出，每天一點壓力對健康的影響遠超過偶爾一次的劇烈災變。緊張、沮喪及悲憤都會減少心臟血液的輸送量。日常生活中因情緒變化引發心臟病的機率，是心肌衰竭、心臟輸血不足等危險因素引發心臟病機率的兩倍。

壓力是身心對任何擾亂平衡的改變所產生的自然反應，當我們的認知與期望不符時，或無法完全掌控我們的失望感時，壓力就會出現。壓力會使身體失去協調，導致負責體內平衡的二大主要生理系統——自律神經系統及荷爾蒙系統失調。

■自律神經系統失調

自律神經系統控制我們內臟的功能，包括呼吸、心跳及消化功能，一有不適，就會立即反應出來；荷爾蒙系統則需要較長時間才會顯示，但持續的時間也相對延長。當壓力過大，其他系統也都會紛紛受到影響，造成身心失衡。

自律神經系統是不受大腦意志控制，負責調控人體內臟生理活動的周圍神經系統，因機能不同而分爲「交感神經（sympathetic nervous system）」與「副交感神經（parasympathetic nervous system）」。

當人體面對威脅或感覺壓力時，交感神經因過度反應而釋放大量的神經傳導物質，同時也驅動了人體的「打與逃反射（fight-and-flight reflex）」，此時心跳加速、血壓升高、肌肉緊繃、呼吸也開始急促。而副交感神經的作用則是減少消耗、保存能量，使心跳減慢、血壓下降、呼吸平緩等，兩者的機能是相輔相成，合作使體內器官處於一個平衡的狀態。

內分泌學家漢斯．塞利博士（Dr. Hans Selye）有個非常知名的壓力研究，他發現壓力來自於對「打與逃」反應的失控，這嚴重的失衡使體內的交感神經持續亢奮。所以爲了紓解壓力，往往第一個想到的就是刺激副交感神經來放鬆。

■荷爾蒙系統失調

至於在荷爾蒙方面，腎上腺素及腎上腺皮質素則被認爲是引起慣性壓力的主因。腎上腺素參與交感神經的立即反應，如心跳加速、肌肉緊張。但當長期處於交感神經亢奮狀態時，腎上腺皮質素會重新設定整個身體的平衡點。這麼一來，將會減弱我們的免疫系統、降低葡萄糖利用效率、加速骨質疏鬆、減少肌肉、抑制皮膚生長與修復、增加脂肪囤積（特別是在腰臀）、記憶力及學習能力降低。

值得注意的是，製造腎上腺皮質素的前驅物同時也負責製造ＤＨＥＡ，ＤＨＥＡ是維持體內青春的荷爾蒙，長期壓力會使體內傾向合成腎上腺皮質素而減少合成ＤＨＥＡ，進而造成各種荷爾蒙失調。

這些長期性壓力逐日累積，直至身體無法再承受，疾病就爆發了。一般認為陷入重大疾病前，壓力會先釋放警告，但顯然這是不對的。杜克大學的研究顯示，僅有極小部份的人在心臟病發前感覺痛。

換言之，大多數的人在心臟病發前，完全無法感覺到壓力已威脅到他們的心臟了。我們總認為壓力來襲時，身體抗壓系統會自然地因應。殊不知身體並無判斷的能力，一旦壓力來襲，身體就得全部承受、全面因應。因此不論壓力是否得到妥善的處置，身體都已受到傷害，也因此常有人說身體不會判斷是非，只會承受傷害罷了。

如何抗壓

壓力是身心失去協調的狀態，它是一種「不協調」的狀態。克服壓力最主要的方法不是去減少造成壓力的事務，而是如何改變對事情的認知。唯一解決壓力的長期、有效辦法，是徹底改變心念，從一個更寬闊的角度去看待生命。

國際壓力調查中心總裁勃羅醫師（Prof. Graham Burrows）綜合長期以來有關壓力的研究報告後，得到兩點減壓結論：

（1）問題出現時所持的認知角度。

（2）問題出現時如何溝通方式。

我們往往不能改變生命所發生的事情，但卻可以放寬心胸來面對，這才是減輕壓力的不二法門。

壓力往往會造成一連串的自我傷害，瞭解壓力、面對它，幾個提醒與你分享：

■壓力往往來自於我們對事情的觀感，而非事情的本身。

■壓力通常不是來自生命中的重大問題，而是生活中未妥善處理的小事所累積。

■怨恨、憤怒、沮喪、失望，這些負面情緒一旦產生，是會在心、腦甚至全身通行無阻的。

■以更寬廣、體諒的心去觀看各種事物，可以幫助身體重回平衡、協調的狀態。

這種心靈的轉換可以改變壓力，引領我們進入嶄新快樂的生命世界。

28 心腦相依

心臟是內分泌器官

過去二十年間，許多新的學科如神經心臟病學、神經免疫學，甚至心理神經免疫學等陸續出現。因爲這些新學科將過往被認爲不相關的許多系統，緊密地結合起來，使我們能很清楚地知道，身體各部份不只是因爲荷爾蒙和神經而彼此密切相關，在磁場及能量上更互通有無。

一九八三年一個由心臟所分泌的荷爾蒙「心房利鈉因子（atrial natriuretic factor，ＡＮＦ）」被發現後，心臟正式被劃分到荷爾蒙系統。ＡＮＦ簡稱爲「平衡荷爾蒙」，它可以降低血壓、維持體液比例和電解質的平衡狀態。

ＡＮＦ影響身體許多部位的功能，包括血管、腎臟、腎上腺、免疫系統及腦部管理控制區域。除了ＡＮＦ，心臟還可以製造過去認爲是腦、神經末梢或心臟組織外的神經節所製造的許多荷爾蒙及神經傳導素，如正腎上腺素、多巴胺等。

心臟與腦的連結

心臟與神經間的連結不僅高度複雜，它與腦的連結方式更是獨特。當心臟跳動時，可以形成一個傳遞速度快於實際血流速度的血壓波動。血壓波動有自己的頻率，這個頻率的振動與呼吸系統及自主神經系統內的其他頻率緊密相關。

在健康狀態下，體內的各種頻率可以形成一個大的共振，也就是說所有的頻率會連貫成一個使身體呈最佳狀態的穩定頻率。一些研究學者認爲血壓的波動，顯示心臟與腦之間的聯繫，以及心臟對腦活動力影響的生物生理現象，當血壓波傳達到腦細胞時，可以清楚地測量到腦電流的變化。

以前認爲大腦製造的電磁場是人體最強，然而出乎意料地，**研究證實心臟的電磁場更強，其強度可達腦的四千倍以上。精密的高斯儀可以在身體三公尺外測得心臟的磁場。心能商數學會**（Institute of HeartMath）發現，**心臟與腦的電磁場有極強的同步性，當人體覺得愈和諧，心腦之間的同步性就愈強。**

測量同步性的方法之一，是測量「心率變異（heart rate variability，ＨＲＶ）」，亦即測量心跳速率之頻率間的變化。人體心臟並非以固定的速度跳動，即使處於穩定的生理狀態下仍然會有所變化。這種因交感神經與副交感神經交互作用，使得相鄰心跳之間隔有所變化的現象稱爲心率變異。

心率變異的測量數據來自一段時間（數分鐘或數小時）的連續心跳紀錄，不但能反映出人體自律神經系統的平衡變化，也可用來評估受試者的健康情形。不僅是測量心跳速率的變化和同步化的方法之一，也是身心靈和諧狀態的一個簡單測試。

以往醫生們認爲，只要心跳穩定就代表健康狀況良好，但現在則認爲心跳速率的改變是自然現象。心率變異數值會隨著年齡增長而衰退，所以是一個良好的健康狀態及生理年齡的預測指標。

以往人們總認爲穩定的心跳速率是健康的指標，現在正好相反；心跳速率變化的衰減是疾病的顯示，同時也強烈暗示未來健康可能出現狀況。心率變異事實上測量了我們心臟與神經系統間的彈性，並反應出我們的健康狀況與彈性，也可以說是身、心、靈間平衡狀態的簡單測試。

心臟頻率不協調會增加心臟及其他器官的壓力。

【圖一】是一個人在生氣或沮喪時心率變異的典型模式，不規則又失序。身體的頻率，特別是在自主神經系統的交感與副交感神經，彼此失去同步性，一邊想加速，

【圖一】負面情緒與心率變異

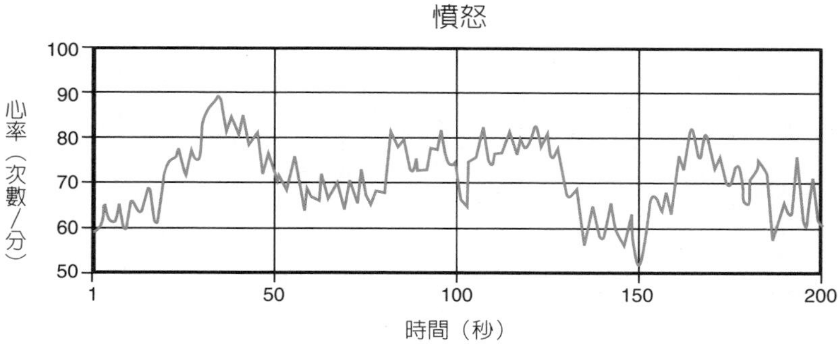

在生氣、沮喪等負面情緒狀態下，心率變異呈現不規則，這顯示神經系統中掌管身體節奏的自主神經系統失控、彼此不協調。

資料來源：Childre, D. and Martin, H. The HeartMath Solution, HarperCollins Publishers, San Francisco, 1999.

【圖二】正面情緒與心率變異

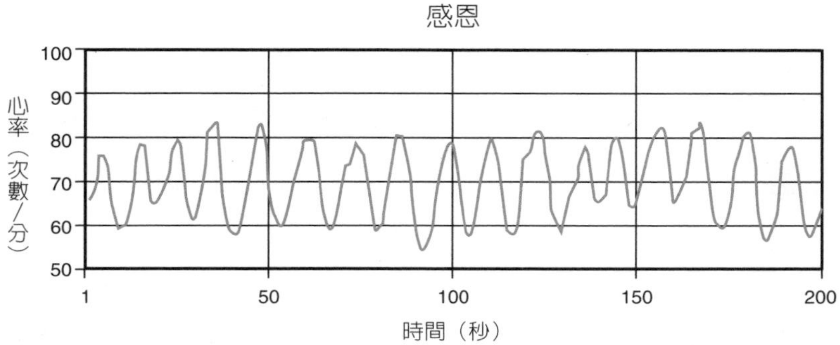

在感恩、關懷、慈悲、憐憫等正面情緒狀態下，心率變異是連續的，且這種狀態顯示自主神經相互平衡、心血管功能良好。

資料來源：Childre, D. and Martin, H. The HeartMath Solution, HarperCollins Publishers, San Francisco, 1999.

【圖三】心腦同步性與合一性

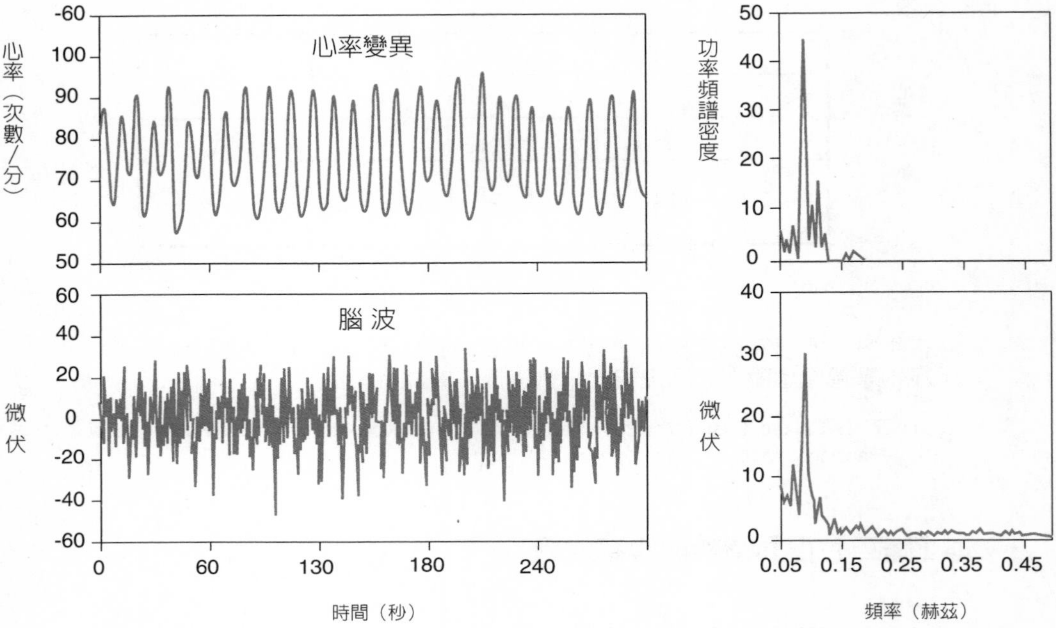

心臟是人體中最強的生物振盪器，它會使身體其他的頻率與其同步。當一個人充滿了憐憫、關懷之情時，心率變異趨於穩定，而腦部頻率（腦波）也會同步配合心跳頻率。

資料來源：Childre, D. and Martin, H. The HeartMath Solution, HarperCollins Publishers, San Francisco, 1999.

另一邊則想要減速，這正是身心處於壓力狀態下的典型例子。這會導致身體一連串的連鎖反應，如血管收縮、血壓上升、能量耗損等。時間一久，會造成高血壓、心臟病、中風、癌症、免疫系統失調等各種慢性病。

相反地，於【187頁圖二】中，心中充滿感恩、關懷、慈悲、憐憫的正面情感下，心率變異會顯示出協調的頻率，這代表著心血管功能良好，神經系統處於平衡狀態。【圖三】則說明了心臟是人體中最強的生物振盪器，它會使身體其他的頻率與其同步。當一個人充滿了憐憫、關懷之情時，心率變異趨於穩定，而腦部頻率（腦波）也會以同步配合心跳頻率。

心率變異的發現是一大震驚，因爲以往都是以腦爲中心研究電磁活動的同步性。因此，長久以來所認知的在深思狀態下，腦波可自清醒的 β 波降至較放鬆的 α 波，有時甚至會降至更慢的頻率（δ 波或 θ 波，相當於沈睡或昏迷狀態），最終它們可以很完美地連貫成一個單一的巨大腦波，類似一道雷射光束。而在心臟跳動頻率變化之下，會製造一個強大的連貫模式，依序呈現腦部活動及身體其他部位的頻率。這個發現可說是現代神經心臟學說的一個重大突破。

29 同步性與合一性

當身心呈現和諧、平衡時，便是處在自然同步狀態，全身的功能也都非常好。這時我們不僅對自己和別人會覺得舒坦自在，整個生理狀況包括免疫、消化、呼吸、循環及思考能力都會運作得非常順暢。此時不僅是身心和諧如一，身體各部位也皆處於最穩定、最輕鬆有序的狀態下，換言之，即是高效率、低輸出的狀態。

同步性可以用科學方法測得嗎?當然!此種同步狀態不僅可用精密儀器測出，更能用明確的數學工具計算，所有的身體頻率，例如呼吸、心跳、荷爾蒙的分泌、肌肉和神經的運作，在長時間下都會發展出特定模式的變化。

仔細觀察這些變化會發現一個有趣現象：當身心處於安定和諧的狀態，體內所有的基本頻率會完全自然同步。反之，當身體異常或是常處於壓力狀態，頻率就會呈現失衡混亂。而古人在很早以前便瞭解這個道理，並發展出身體和心靈的修鍊，以幫助重建身體的頻率、回歸統一。現代科技的突破，則是讓這一切有了依據，並讓我們進一步瞭解到，它們在疾病發展中所扮演的角色。

同步性與合一性

早在古中國、印度、埃及時代，人們就知道同步的觀念。在現代科學中，則將此功勞歸功於數學家惠更斯（Christiaan Huygens）。

有一天他意外發現家裡收藏的所有鐘擺都同步來回擺動，驚訝的惠更斯於是重新設定全部的鐘擺，讓它們以不同頻率擺動，但不久之後所有的擺動又回歸一致。他一遍又一遍地重新設定，結果卻都一樣。數年之後，其他的科學家終於明白，那是因爲最大的鐘或是最強的節拍器，可以牽引其他的鐘與它同步，這就是在自然界極普遍的「曳引作用」，也就是「同步性」。節拍最強者往往會牽引其他物體擊出相同的頻率；就好比在電場中，許多工程師警覺到在宇宙中，某些特定的頻率可以牽引其他事物傾向本身的頻率。

由於心臟是人體中最強的生物振盪器，它會使身體其他的頻率與其同步，當身心處於頻率和諧或是休息狀態下，很明顯地在心、腦、身體之間存有同步性，使其渾然一體。另一個例子，當人們充滿了憐憫、關懷之情時，腦波會減速以配合心跳頻率。

令人驚訝的是，心與腦之間的同步狀態，準確地發生於心臟頻率完成一個循環所需的短短十秒之內（○．一赫茲）。心能商數學會指出，○．一赫茲被認爲是對身心同步與健康最有益且最穩定的身體頻率。而當呼吸、心跳、腦波或肌肉和神經的運作，都能用精確的科學儀器測量出和諧同步的頻率時，稱爲「合一性（coherence）」。**當身心呈現合一性時，就像是個穩定和諧的小宇宙。同步且和諧的生理狀況，包括免疫、消化、循環、思考能力、甚至創造力，都大幅提升且運作順暢。**

如何達到合一性？

有許多方法教導我們如何達到身心的合一與同步，有些方法要求集中注意力於心，將一切交付予心；也就是一切的言語行爲皆發自於心，達到一個由心的感覺來主導所有身體頻率的狀態。

在長庚生物科技與眞原新科學及醫學研究中心（Primordia Institute of New Sciences and Medicine）的研究下，我們以不同的專注方式切入合一性。直接自心著手非常困難，因爲心跳的頻率往往不是意志力所能控制的。但有一項身體的主要功能可穿越於自主與非自主之間，那就是呼吸。

正常情況下，我們很少意識到呼吸，但卻可輕易地改變呼吸頻率，雖然心臟是身體中最強的振盪器，但卻可以透過訓練呼吸頻率，使其引導其他頻率合一，包括心跳。在適當的訓練之下，無論是在睡眠中或壓力下，我們都還是可以達到合一性，這也是為什麼古代的治療大師皆著重於呼吸調整。

大多數的人呼吸方式都需要調整。人們在出生後的第一次呼吸，就已經改變了胎兒在母體時或是海洋哺乳動物所使用的簡單呼吸。

正確的呼吸是正常吸氣後接以細而長的呼氣。當我們以此方法進行呼吸時，不僅可以減少呼吸次數，降低身體重心，使情緒更沉穩；更重要的是可以立刻進入身心同步狀態、引導身體頻率，如心跳、腦衝動減緩，此時每個細胞都充滿能量，體溫也會因而下降。

要成功達到身心同步、合一狀態，不論使用何種方法，就如同我一再重述的，最重要的仍是心靈改造。在此所提及的方法，僅是引導大家心靈改造的一種工具，**如果一個人可以調整自己的心境成為一個體諒、感恩且慈悲的人，他就已經活在合一的狀態**。在這種認知下，不需任何訓練、技巧，人們即可以達到合一狀態，一個完全有益於身心健康的狀態，這正是我想與大家分享的簡單眞理。

30 靜坐的科學

多年來，我一直鼓勵有心追求健康的朋友嘗試以靜坐來修養身心。但是一講到靜坐，許多人總認爲這是與宗教相關的活動。事實上，不論是從科學或是醫學的角度來分析與驗證，靜坐的確可以讓身心健康獲得很大轉變。

首先從生理方面的改變來看，靜坐就像是動物冬眠過程一樣，可以降低人體新陳代謝，包括使心跳、呼吸的速率下降，穩定血壓，還可以緩和人體對壓力的反應，也就是達到提升副交感神經的效果。

當我們處於壓力狀態時，身體會產生大量壓力荷爾蒙（cortisol）來應付壓力。我曾與幾位科學家作過許多與免疫、內分泌相關研究，發現靜坐者在面對壓力時，不但體液中的壓力荷爾蒙會明顯下降，而且免疫系統對於壓力反應較佳。這代表學習靜坐者對於壓力的耐受性較高，而且有助於提升免疫功能。

另一方面，靜坐時可以降低人體對氧氣需求，卻能有效提高血液中氧氣濃度。一個人如果在正常睡眠過程，需要經過五～六小時才可以明顯降低對氧氣需求，但是人體在靜坐初期，一瞬間就會將對氧氣需求降到比睡眠時還要低【圖一】。靜坐過程身體雖然對氧氣需求大幅度減少，卻可以讓細胞達到最好的氧合效應【196頁圖二】。

不僅如此，靜坐過程同時也可以減少血液中乳酸（blood lactate）數值，也就是說減少身體在代謝過程的廢物累積【196頁圖三】。

所以，如果運動員可以學習靜坐，不但對氧氣需求會比別人低，細胞帶氧量又比別人高，而且肌肉細胞也比較不容易疲累，這對體能提升肯定會有相當大的幫助。

【圖一】靜坐時氧氣消耗量比熟睡時降低得更多、更快

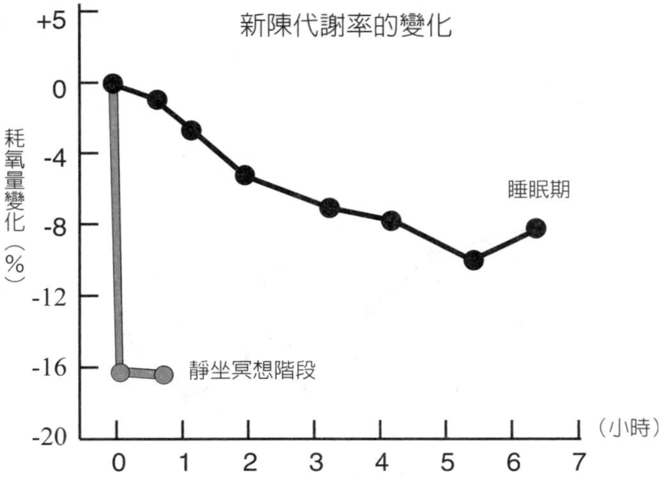

資料來源：Wallace, R.K. 1911. The Neurophysiology of Enlightenment. Fairfield: Maharishi International University Press: 62.

【圖二】靜坐可以降低氧氣的消耗量

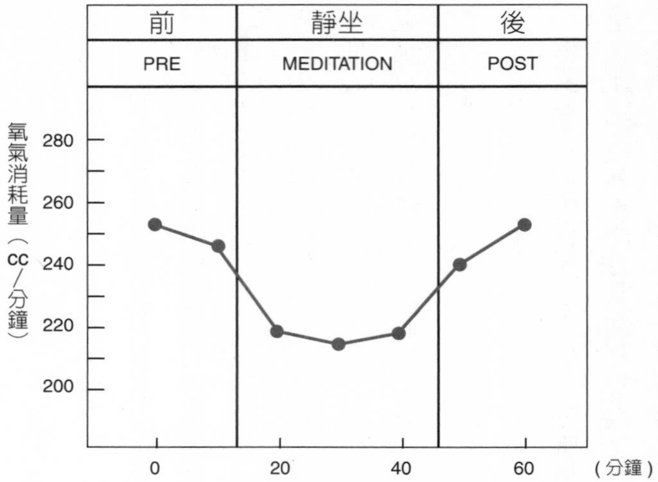

資料來源：Wallace, R.K. et all. 1971. A wakeful hypometabolic physiologic state. American Journal of Physiology 211(3): 795-799.

【圖三】靜坐時降低血中乳酸（壓力指標）數值

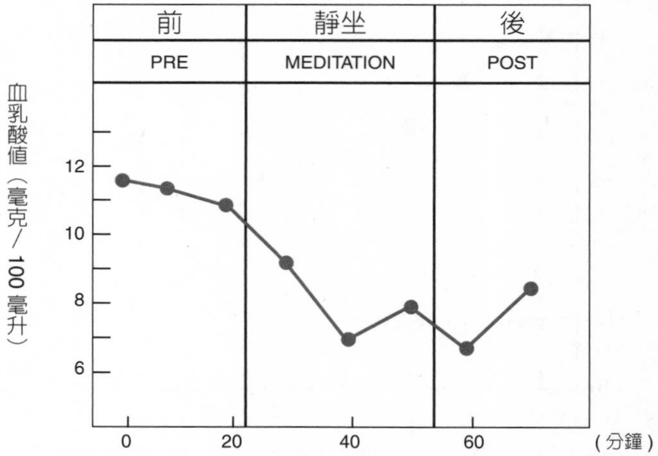

資料來源：Wallace, R.K. et al. 1971. A wakeful hypometabolic physiologic state. American Journal of Physiology 221(3):795-799.

相同的道理，現代人長期處於緊張、刺激的生活壓力下，身心逐漸失去平衡，以至於各種身心疲憊症狀層出不窮，卻又找不到徹底解決辦法，如果可以儘早學習靜坐，一定可以讓這些疲勞病症獲得很大改善。

哈佛醫學院的赫伯．班森博士（Dr. Herbert Benson）等人，曾經於一九八二年，將多年對於「拙火瑜伽（tummo yoga）」研究經驗發表在《自然（Nature）》雜誌，此研究是請三位藏傳佛教喇嘛來進行實驗，這些出家人平常就是利用這種瑜伽方法來進行身心靈的修練。實驗中，當這些出家人進入深層靜坐境界時，即使是旁人多次用冰冷毛巾放在他們赤裸的上半身，這些靜坐者都可以利用自己的體溫將毛巾重新溫熱。實驗結果發現自這些受測者的體表偵測到的體溫，甚至比靜坐前上升了攝氏八．三度，這是非常不可思議的結果，一般人幾乎是不可能達到，但是觀察這些靜坐者其他的生理數據，像是心跳，卻沒有因爲環境的低溫以及自己體溫的上升，而產生很大變化。

由法羅（J.T. Farrow）及赫伯特（J.R. Herbert）在一九八二年發表於《身心醫學期刊（Psychosomatic Medicine）》的一項研究發現，不論是用任何方式進行靜坐，只要能讓自己完全靜下來，甚至當自己意識進入超脫的現象時，這時候就可以將呼吸速度降到最緩慢的境界。靜坐對呼吸速度的改變其實是很直接的，呼吸跟靜坐就像是一體兩面，如果一個人講靜坐，卻連呼吸都沒辦法慢下來，就代表還沒有眞正進入靜坐境界。

現在從另一個層面來談靜坐對於行爲舉止的改變。任何人，尤其是小孩子，經過靜坐學習，不只是智商、學術能力，甚至是專注力、創造力、自信、快樂平安的感覺都會提升，所以可以有較好的自我形象（self-image）。

降低焦慮指數

曾經有人教導囚犯學習靜坐，發現靜坐可以降低他們的焦慮指數，而且讓他們在行爲表現上會變得比較正向，願意做好事，出現違規行爲次數也會比較少。過去我常與世界頂尖運動家分享靜坐心得，像是二〇〇四年代表中華隊參加奧運會的選手，建議他們利用靜坐以提升自信心與專注力，結果都有很不錯的成績表現。

彙整以上的科學文獻，目的就是希望能引領靜坐進入科學的範疇，並運用科學基礎來推廣靜坐，讓大家了解靜坐帶給身心正向的改變。**靜坐不僅可以提升人體各種生理機能，更可以改善憂鬱、焦慮、憤怒和壓力感，讓行爲表現更穩定成熟**。因此，對於身心經常處於失衡狀態的現代人來說，學習靜坐實在不失爲一種值得嘗試的保健方法。

31 靜坐與健康

靜坐不僅可以改變一個人的腦波頻率，更重要是讓腦波同步（coherence）共振。通常一般所認知的腦波分爲 β（beta rhythm，約一二～三〇赫茲）、α（alpha rhythm，約八～一二赫茲）、θ（theta rhythm，約四～八赫茲）、δ（delta rhythm，約一～四赫茲）四種波，當我們處於清醒、警覺狀態進行某項作業時，腦波是處於高頻率的 β 波。隨著身心狀態逐漸放鬆，卸下防衛時，腦波頻率也會逐漸下降至 α、θ 波，此時身心狀態是處於最寧靜、創造能力最好、對事情洞察能力最佳的狀態，如果能夠安祥進入睡眠階段，則腦波會降至 δ 波。

靜坐與大腦

根據久保田中田（Yasutaka Kubota）等人在二〇〇一年的發表研究，人在靜坐時，前額葉出現的是 θ 波，後頂葉及枕葉則會出現 α 波。也就是說，靜坐可以使我們的身心狀態馬上回到最和諧、放鬆狀態，同時靜坐也可以使一個人在完全沒有壓力的刺激下，表現出最豐富的創造力與想像力。從華勒士博士（Dr. Robert Keith Wallace）一項研究則發現，對靜坐愈熟練的人，腦部各區塊的腦波頻率出現同步情形愈好。比較學習靜坐四個月和二週的人腦波運作情形，會發現兩組靜坐者的腦波都會出現同步情形，但學習四個月的靜坐者，其 α 波同步的情形更好。所以證明長期靜坐者腦波會呈現更高度同步諧振波表現，不只是 α 波會同步，各種頻率都會同步。當腦波的同步性愈高，代表腦部活動愈一致，就像是全腦進入一種完全開發狀態。

不僅如此，當左右腦波與身體各部位頻率都呈現同步合一，將激發出無比的潛能與創造力。許多藝術家、科學家、發明家都是在這種身心合一的狀態下創造出巔峰的作品或發明。

靜坐對於腦波改變的另一項突破性發現，由安童・拉茲博士（Dr. Antoine Lutz）等人發表在二〇〇四年《美國科學院院刊（Proceedings of the National Academy of Sciences，PNAS）》一篇研究證實，長期靜坐者的腦波甚至會出現高振幅同步的 γ 波（high-amplitude gamma synchrony）活動，這是一種從大腦視丘發出的腦波，已經超出以上一般所認知的四種腦波以外的頻率。

從二〇〇三年以來就曾經有人提到所謂 γ 波（三一～一〇〇赫茲）的腦波，這是靜坐者普遍出現的腦波，特別是四〇赫茲左右的腦波。甚至有科學家認爲這種高振幅同步的 γ 波與人的意識有密切關係，可以讓表現更加專注、快樂，情緒的控制也更加適當。

靜坐與心臟

靜坐不僅可以讓腦波同步一致，連心臟頻率都會跟著同步，此刻就可以輕輕鬆鬆達到與天地合一、當下放下的境界，甚至達到超越的境界。尤其**當一個人在觀想的時候，能夠帶著一個慈悲念頭，就會出現很高頻率的 γ 波**。如果以神經科專家角度來看，可能會認爲這是異常現象，像是癲癇發作，但有部份科學家認爲 γ 波可以用來解釋意識的轉變。當一個人能夠將自己完全放空，此時能量的消耗可以降到最低（幾乎是零），過去被稱爲「零能量理論（zero power hypothesis）」。此時，意識也能夠回到起始點，進入「無我（selflessness）」、「超脫（transcendence）」狀態，並把自我降到最低。

其實人的大腦對任何刺激的反應很有限，也就是說，正常學習情況下，大腦的開發有一定限制。但是透過靜坐，而且是長時間靜坐，大腦對各種刺激的反應會增加，而且幾乎是全腦都可以被開發，這時候左右腦會打通，將全腦潛力完全展現出來。這種結果並非無稽之談，反而可以用許多科學實驗來驗證。藉由核磁共振相片顯示：靜坐者和非靜坐者的大腦前扣帶皮層（anterior cingulate cortex）和額葉（frontal lobe）會出現較明顯的血液灌注（increased cerebral blood flow）情形【圖一】。

利用單光子放射電腦斷層攝影儀器（single photon emission computed tomography，SPECT），觀察靜坐者在靜坐時體內放射性物質發射出的光子在大腦內分佈的三度空間影像圖像，發現靜

【圖一】靜坐時大腦額葉活動增加

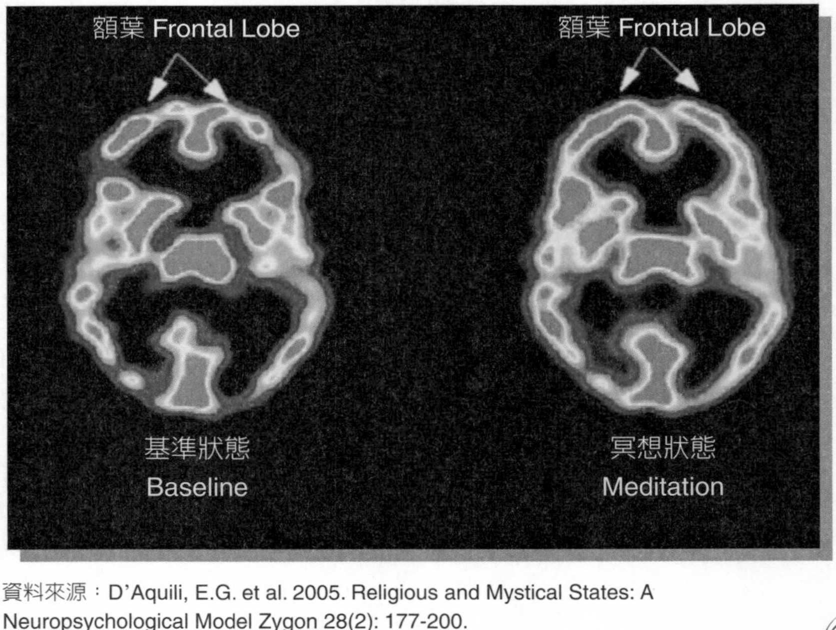

資料來源：D’Aquili, E.G. et al. 2005. Religious and Mystical States: A Neuropsychological Model Zygon 28(2): 177-200.

坐時會首先刺激大腦額葉血液循環，促進額葉活動增加。而前腦與思考、規劃、自覺、動機、執行有關，尤其刺激大腦的前扣帶皮層（中小腦部位）與副交感神經提升有關。這些證據完全是用科學方法來證明靜坐對大腦的影響。

靜坐時大腦活動的變化可由另一篇經林茨萊斯德（Rients Ritskes）等人於二〇〇三年發表在《人類科學建構主義（Constructivism in the Human Sciences）》雜誌的文章，發現十六位牧師用禱告方法進入深層冥想過程，再以核磁共振（ＭＲＩ）掃描觀察到這些靜坐者大腦各部位陸續被激發。

首先是側額中回（gyrus frontalis medius）活動增加，這是與一個人規劃複雜的認知行爲、個性、決策，正確執行社會行爲能力有關。接著是前扣帶皮層反應減緩，表示一個人在意念控制下的行動減少。第三個部位是基底節（basal ganglia）活動增加，這些腦部區域主要負責動作的協調性。最後是枕上回（gyrus occipitalis superior）活性下降，代表此時視覺定位減少。從這個實驗可以了解，一個人只要專心念咒語或禱告，都可以刺激大腦海馬迴周圍的活動，讓記憶力增加【204頁圖二】。

靜坐不僅可以改變大腦的功能，還可以帶來結構上的改變。一般來說，大腦退化過程，大腦皮層會愈來愈薄，但如果愈早開始學習靜坐，大腦皮層就可以維持年輕時候水準，當然大腦的各項功能也會維持較佳狀況。

【圖二】深層靜坐時腦部海馬迴的活動狀態

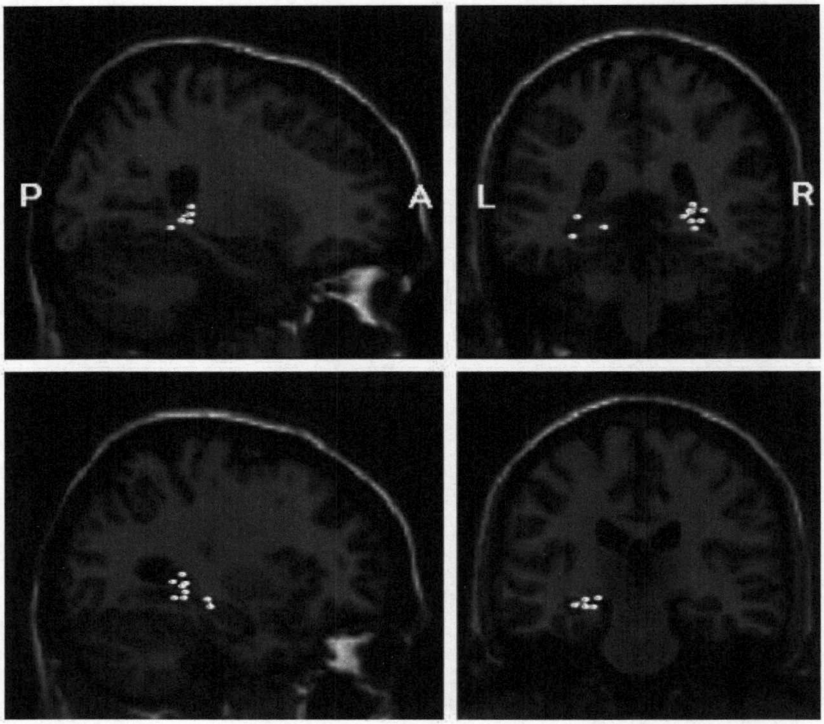

矢狀面
Sagittal

冠狀面
Coronal

核磁共振圖中顯示，在海馬迴部份皆可測出在靜坐冥想過程中出現的活動狀態，在右下圖中也可顯示出海馬迴周圍的活動狀態

資料來源：Engstrom. M. et al. 2010. Functional Magnetic Resonance Imaging of Hippocampal Activation During Silent Mantra Meditation. The Joumal of Altemative and Complementary Medicine 16(12): 1253-1258.

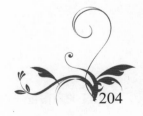

一般人常認爲人的大腦只有在幼年或者青少年階段，才具有被開發的潛力。但透過以上這些科學驗證發現，任何年齡只要學習靜坐，都將會對於大腦帶來一些新的提升機會，甚至改變一個人的認知、行爲、個性、決策能力。

如何學習靜坐

雖然靜坐能夠帶來許多身心益處，但是很多朋友總會在剛開始學習靜坐時，因爲無法專注而氣餒或者放棄。爲何靜坐時難以專注？這是因爲我們的腦部有很多固定迴路，這些迴路都是在我們生長過程，長年累積下來的行爲、思緒，歷經不斷的重複而建立出來的神經迴路（neural loop）。等於說每一個迴路代表一種習慣、習氣，無形中隨時都在影響我們的作爲和思考模式，所以突然要停止不被影響幾乎很難達到，這是人體正常的生理機轉。**所以我們必須要建立一個新的神經迴路（new neural loop），而不是努力去壓抑過去的習慣。**

開創出來新的習慣如果經過反覆練習，就可成爲一種新的迴路、新的習氣。所以**剛開始練習靜坐者，必須先讓自己習慣從一個新建立的神經迴路口進去，再從這個迴路出來，如此就不容易再回到舊有迴路，被舊的習氣所左右。**

至於用什麼方法來建立新的迴路呢?可以先守住某些「覺」、「受」相關的方法,**例如數呼吸、持咒或是觀想等都可以,端看個人喜好或習慣**。當新的神經迴路建立後,經過不斷練習與嘗試,將可以體驗到以上各種靜坐所帶給身心的改變。

從各種層面來解釋靜坐的確可以爲人體帶來許多不可思議的改變,但這些都需要實際體驗。當然,每個人因生活習性、興趣、文化背景的不同,也會影響到個人對靜坐的接受或適應,但是首要的是,先找到一種適合自己的方法,並且持之以恆地去練習直到熟練,一定可以從中體會到它爲改善健康帶來不可思議的效果。

32 靜坐在生活中

靜坐不僅是實證科學，也是形而上的哲學。究竟什麼是靜坐？其實**眞正的靜坐已超越肉體上的轉變，並進入生命根本的核心價值與哲學範疇**了。

許多朋友不斷尋尋覓覓靜坐箇中的意義，雖然我們彙整了許多有關靜坐改善身心的科學驗證，其實這些改變或影響都與個人靜坐體悟程度有關。如果你未曾有過靜坐經驗或剛開始接觸靜坐，當然還是務實一點先回到方法。因爲對靜坐熟稔且有所體悟後，我們才能夠眞正體驗靜坐更深層次的幫助。然而，在此仍要提醒大家，**靜坐本來就是自在的，所以不要去煩惱、在乎哪些靜坐方法才是最好的，法門萬千，貴求適性，並不需被任何門派觀念給束縛住**了。

過去我常用以下這個例子來說明靜坐的熟稔度愈高者，他在生理上的各項改變會跟一般初學者有很大的差異，甚至是不可思議的變化。

一九六〇年代一位七十歲的瑜伽大師——薩特亞姆拉迪（Satyamurti），自願將自己提供出來作實驗，他要求別人將他放入一密窖內八日，且在任何狀況下都不准將他挖出；八天中持續觀察大師的各項生理變化，發現在閉關開始的半小時，大師的心跳開始變得不規律，甚至之後心臟頻率停止。到了第八天結束前，經由一個鐘聲喚醒大師後，他的心臟又開始恢復跳動，但剛開始一、二小時心跳頻率仍然不規律，二、三小時後心跳就完全恢復正常。除了心跳以外，觀察大師被關的八天前後各項生理指數，除了體重由之前的五十五公斤降到五十公斤外，其他幾乎完全沒有什麼大改變。此實驗成果也曾由幾位醫學博士聯合發表於《美國心臟學報（American Heart Journal）》，又再次以科學方法來驗證，靜坐對於人體產生令人難以置信的生理變化。

儘管如此，這些精彩的生理變化只是靜坐的過程與功夫，而過程或功夫境界從來不是靜坐所應追求的目的。就好比說，有修行的朋友講究要追求「空」的境界，老實說這句話的邏輯是矛盾的。人如果眞的達到空的境界，已經無須追求任何境界，此時已經一切圓滿，萬事具足，何須汲汲營營去追求？

我個人曾經把全世界許多對靜坐的看法稍做歸納，都離不開「止（Śamatha）」和「觀（Vipassanā）」兩大法門。「止」可解釋爲集中、專注（concentration），而「觀」則可以說是觀照（insight）、觀想（mindfulness）。

「止」與「觀」離不開「定」，而「定」與「空」則是二面一體。「定」與「空」是我們的本性與萬物的根本，是虛空包容且無罣礙的，是追尋不來而一切也只是如此。能理解這些話，自然就活在「定」與「空」中。此時身心是覺醒、活躍且創造力無限的。在這當下，任何華麗的辭彙或言語都只是多餘。

達到「定」就自然進入「觀」，自然在明心見性中認知實相並「修正自己的行為」，使身口意都「行往正確的方向」，也就是「修行」。換而言之，當一個人進入「觀」，也自然「入定（absorption）」了，只是陳述不同罷了。

靜坐、修行其實離不開日常生活的行、住、坐、臥，在許多古老的宗教系統如佛教、基督教、回教、印度教等，其實早已完整地闡述這一點。比如說，耶穌可說是慈悲的化身，在生活中以無條件的寬容為世人無私付出。而在佛學系統中，不論是色界諸天的「四禪」，色界四禪再加上四無色定的「八定」，或是大慈大悲的「十地菩薩（Bhumi）」境界，這些其實並不是名詞而是動詞。都是在生活的平常行為中展現的無邊智慧與無礙慈悲，為的都是傳遞世人「成聖」或「做人」的道理，而這才是靜坐功夫的最高呈現。

33 靜坐的方法

分享了靜坐的科學實證與健康助益，相信讀者們會想進一步了解具體的靜坐方法，也迫不及待地想嘗試靜坐了。

對於想要開始學習靜坐的朋友，建議可以多接觸一些有經驗的老師，甚至是宗教的法師、牧師，都可以獲得很好的示範。每個人適合的靜坐方式都不會相同。重要的是，找到一種適合自己的方法，並持之以恆地去做，一定可以從中體會到它對改善健康不可思議的效果。

古人說靜坐有八萬四千種法門。事實上，靜坐的方法的確多如繁星，這並不誇大。多年來，我個人整理全球各宗派系統的靜坐方法，歸納出最少有五十個主要方法。限於本書篇幅，在此僅是簡單介紹幾個入門方法，實在無法詳盡說明完整的靜坐系統，盼讀者們見諒。除了過去與朋友分享而製作的《基礎靜坐》光碟，未來將會以更完整的系列作品來與大家分享。

一．**數息**

首先第一個方法是「數息」，也就是數自己的呼吸。

輕輕鬆鬆的感覺自己的呼吸，吸氣時不理會它，只在每次吐氣時數吐氣的次數，從一數到十之後，再回到一數到十，如此反覆的數。吐氣的時候，尤其注意到吐氣快要停的那個剎那，把注意力集中在上面。

數息的時候如果有任何的雜念、妄想或甚至忘記數到哪裡，都不必在意，就回到一，重新數息。周圍環境的聲音、動作也不要管它，不斷的回到方法上。在數息的過程中要把一切都放下，不管是外在的干擾或身體痠痛的感覺都不要去管它，不斷的回到數息、數吐氣，踏實的一個、一個呼吸數下去。

二．**觀息**

第二個方法是「觀息」，也就是觀察自己的呼吸。

把自己的呼吸當作一部電影在看。輕輕鬆鬆地看著自己的呼吸，看看自己的呼吸是長還是短，觀察自己每一個吸氣、吐氣有什麼不同。

同樣的，在吐氣快要停的時候特別關注到吐氣和吸氣間的剎那。把注意力集中在自己的丹田，觀想自己由丹田在觀察自己的呼吸。心裡有雜念、有思緒、有種種的煩惱，都不去理會它，不斷的回到方法，在這裡的方法也只有一個，就是輕輕鬆鬆看著自己的呼吸。

這個方法就是142頁曾提及的「anapana（安那般那）」，是個大方法。古人曾說過，只要用安那般那的方法，一個人會脫胎換骨，全身會得到很大的轉變。

三．隨息

第三個方法是「隨息」，也可以稱做是沒有方法的方法、屍體的方法或是死人的方法。

在這個方法中，把自己當成一個屍體，一切都不去管它，任何的念頭想法都把它當成和自己不相關，想像自己已經是一個屍體，還會追求什麼念頭、思考或是方法嗎？就只學著當一個快快樂樂的屍體，一切邏輯、煩惱、雜念，都和我不相關。甚至問起這是什麼方法，輕輕鬆鬆提醒自己，我人都走掉了，還有什麼方法好談？還要再追求什麼方法嗎？這個方法在日本稱為「しかんたざ」（shikantaza，只管打坐，just sitting），意思是坐就好，一切不要管，什麼方法不方法，都不要去管它，輕輕鬆鬆地坐，坐就對了！一切的一切都和我不相關，知道和不知道也沒有差別，和我沒有關係。本來一切都是空的，連放下的念頭都多餘、也不需要，當一切都和我不相關，哪裡還有可以丟掉的？

假如一個人很踏實地去執行這幾種靜坐的方法，自然會從數息，轉變爲觀息，再轉變成隨息。一個人數息，數到最後連呼吸都放下了，自然會進入觀息；觀察到最後，一切跟我不相關了，自然會進入隨息。這是三個最踏實的方法，只怕不做，只要做下去，帶來的轉變是不可思議，一切生命價值都會因而不同。

每次靜坐告一段落的時候，可以用兩隻手掌稍微互相搓揉產生一點熱度後，再循序按摩臉部、眼睛、耳後、脖子、雙手、腰部等部位，腿部也可以用雙手輕敲或按摩幫助肌肉放鬆。如此不但可以讓自己重新適應周遭的環境，也可以透過按摩幫助身體氣脈的調整，對健康有相當大的幫助。

四．守息

最後進入的方法稱爲「守息」。守息又稱爲「瓶子瑜伽（bottle yoga）」，和其他的靜坐方法不同的是，守息主要是利用憋氣的方式幫助身體放鬆的一個簡單又有效的方法，也可以把它當成是一個收功的方法。進行的方法是：

■在墊子上採金剛跪姿（臀部直接坐在小腿上）或盤坐，不方便跪姿或盤坐者也可以找個椅子坐，雙腳分開踏地。

■兩手分別以拇指壓住中指與無名指繞成圈，先以一手的手背壓住大腿腹股溝，身體儘量挺直，另一手舉起往上向外繞一個圈，心裡想著將所有祝福迴向給衆生，然後以食指按壓住同側的鼻翼。

■開始吸氣並觀想有一個光球自頭頂下來沿著脊椎前方向下走，走到會陰後繞一圈從脊椎後方上來，一直走出頭頂後在頭頂上畫一個橫躺的阿拉伯數字 8。

■在觀想的同時持續吸氣，吸到最後沒有辦法再吸氣時就稍微憋氣，等到沒有辦法忍受的時候一次把氣吐出來，就像瓶塞從瓶子拔出的聲音。左右兩邊都是相同的方法，只是按壓鼻子的左右不同（右手上舉壓右側鼻翼，左手上舉壓住左側鼻翼）。

這種守息憋氣的方法也可以躺下來做，在家裡睡覺前或是起床前都可以做，在床上、地毯上、沙發上也都可以做。躺的時候兩隻手置於身體兩側手心朝上，儘量讓自己放輕鬆，愈輕鬆愈好。

把自己觀想是一個光球，用丹田吸氣同時觀想光球會隨著自己的吸氣變得愈來愈大，當沒有辦法再吸的時候稍爲放鬆一點，會發現自己又可以再吸氣，如此不斷的憋氣與吸氣，觀想的光球也隨著吸氣愈來愈大，甚至可以觀想和宇宙一樣大，等到眞的撐不住的時候再一口氣吐出來。

初學者要注意在做的時候不要一邊做一邊吐氣，這樣就體會不到什麼叫做守息、憋氣，過程中持續帶著吸氣的念頭，這樣才可以把吐氣擋住。

最後，這裡和大家分享的是，從「靜坐」的表面字義來看，當然是靜心安坐，但這只是入門或表面的境界。**眞正的靜坐，其實是對生命萬事萬物的充分理解，這理解能幫助我們平息心中所有困惑、不安，帶來全面的放下。**

34 眞正的靜坐是眞實體悟

很多人會問：「什麼是靜坐？什麼才是正確的靜坐方法？」對大部份人來說，靜坐只是一種透過不同技巧，將注意力集中在一點的形式。靜坐幫助人們將心靈由日常的大小瑣事中解放開來，讓心靈恢復原本的和諧與完整，在這種狀態之下也能帶動身體其他部位達到統合或和諧。

許多靜坐技巧已廣爲人知，包括數呼吸、觀察呼吸、持咒等。此外，還有觀想的技巧，或者教人使用其他感官（聽覺、嗅覺、觸覺或念頭）作爲入門。任何一個方法，只要能持之以恆，就能引領我們進入清明之境，超越心念和雜念的循環。但無論哪種技巧，都只是「注意力基本法則」的應用，也就是：「意到，氣到。」

將我們的注意力引到心靈的某一點或某一個功能上，氣的能量流動也會隨之而至，當能量經由引導或特定的點流出時，就能造成和諧無缺的氣場，護持身心免於散亂能量的干擾，讓身心維持在一定的狀態與品質之上。身心能量的統合，能令人體驗到深沉的放鬆與寧靜。因此，無論是哪種靜坐技巧，都是爲了將能量投注在身心某個特定的點上。但這都還只是表面的靜坐。在此，我想分享，全然不同的靜坐層次。

■**真正的靜坐，就是單純的理解。**

眞正的靜坐是與生活和所有的一切是合一的，在瞬間突然瞭解，這個世界並不像我們以爲的那麼眞實具象。**眞正的靜坐是看清幻象的紛擾，瞭解那些看來眞實具象的一切，在本質上不過是虛幻，或說是一場空。若能時時刻刻如此感受生命，就是將靜坐帶進日常生活中，生活、言談、行走、睡眠都在靜坐之中。**

■**真正的靜坐，就是真正的理解。**

眞正的理解，同時也會讓我們突然地、當下瞭解自己是誰，徹底瞭解萬事萬物。這種頓悟，會帶領我們跨越時空的限制，平息心中曾有過的所有困惑。這種理解，已經超越任何「意圖追求」平靜及和諧的目標，因爲我們在本質上就是光明、平靜、和諧的。就在一切生活之中，即能體驗這既簡單又深奧的眞理。

這個眞理，絕非以任何靜坐或其他方式可以得到的。它之所以無法「得到」，因爲一切本來就是如此。也就是說，沒有任何所謂的大小、輕重、完整或殘缺等等的體驗。怎麼說呢？這一切的體驗，不過只是本性上次要或不重要的調整及衍生。我們的本性，永遠都是如此地光明、純潔，一切的外擾均無法改變；這個眞理不是從體驗中可以得到的，只能領悟。

當我們徹底瞭解時，也就不可能再犯過去的錯誤或延續過去的生活，我們將從「心」出發，做到眞正的感恩及慈悲。唯有透過當下的理解，我們才能轉變心念，甚至改變一生。沒有這個理解，在生活中無止盡的追求只會帶來無窮的煩惱，永遠得不到眞正的和諧。

一個突然及完整的心理轉變，會自然地帶給我們全面放下。放下一切，包括一切的習氣、貪、嗔、痴；放下一切目標、一切追求、一切算計，也放下一切靜坐的方法。**唯有透過這一切的放下，我們才能眞正地理解，我們本來就是完美及完整的，一點一滴也加不上去。只有全然的放下及領悟，我們才能重生，爲生命的一切，包括健康，負起完全的責任。從這一刻起，我們才能完全地把生命交給大衆，走上服務及貢獻之途。**

這，才是眞正的靜坐。

09

從心出發

35 一切歸心

古時候的人們，很早就明白心對生命的重要。中文的「心」這個字包含心靈、頭腦的意思，中國人把與心相關的概念看得比其他更重。舉例來說，「說出心底話」和「發自內心」代表非常誠懇；用「心靈契約」形容以最神聖的方式建立的一個契約或關係；古人告訴我們要「捫心自問」；喪失信心或意志消沉時，我們說「灰心」。

「心」也常被用來代表人；當我們提到自己，向心窩一指，正是最常用的手勢。有趣的是，所有古老的文明都認爲心是智慧和精神成就的源頭，也被認爲與穩定的情緒和精神較佳特質有關，心胸開闊者正是指穩定而成熟的人。

中國人似乎很早就把心靈智慧的觀念看得很深。心可以指身心，也可以用來說明超越身心的境界。心是靈的所在，也是善念、德行、智慧、慈悲的所在，這一切以「心」一字記之。心也是智慧和道德的源頭，比頭腦更重要。

老一輩教導我們，無論在哪個領域若想尋求眞理，用心比用腦更重要；不知道下一步何去何從時，我們應傾聽內心的聲音。古人在禮教、道德等決策過程中，把心看得比頭腦更重要，即使只是考慮一件事想得周不周詳也是如此。而且幾乎所有文化都賦予心更高的位置，這似乎是各文化共通的概念。

此外，人們顯然常把心和誠懇、感恩或慈悲聯想在一起，用一句眞心的言語和一個眞心的手勢表達眞誠，也意味著這眞誠是發自於心。心除了能感受慈悲和誠懇之外，也是悲傷、沮喪、憤怒等所有情緒和感受發生的原點。

心臟只是幫浦？

從形上學的角度來看，相較於其他能量中心，心位在一個非常特殊的位置。心臟附近的心輪，本身就是一個關鍵性的能量中心。「輪」指的就是脈輪，是人體微細能量渦流最集中的地方（看不到，但感受得到），被認爲是身體和更高層次存在的連結點。梵文典籍提到，心輪位於人體七脈輪的中央，這個能量中心的重要性由此可見。

中醫說的中脈與經穴也是同樣的意思，中脈與經穴是體內微細能量的導管，非常微細，所以肉眼無法觀察到，但是現代科學儀器已經能夠測量到經穴的存在。中脈或經穴由心輪開始，繞一圈後再回到心輪，並被認為是多種身體機能和精神功能運作時不可或缺的。

許多古老的靈性宗派，都認為心輪是最後才被開啓，也是最難被開啓的脈輪。達到聖人境界或所謂的「開悟」，正是已經成功開啓心輪的人。

可惜！心的地位和超然之意涵，因過去幾百年來醫學的進展而沖淡了不少。英國御醫哈維博士（Dr. William Harvey）在一六二八年發表了他的論文《論動物之心和血液的運動（On the Motion of the Heart and Blood in Animals）》，建立了一個簡單的動物生理循環模型，說明血液在身體各組織的流動，是一種由心所推動的封閉式循環系統。此後的醫學便與之前截然不同了。

哈維博士的確為醫學進步貢獻極大，並開創了現代醫學，但可惜的是，從此之後，人們只知道用限制重重的機械觀來看待體內的臟器，心被簡化成人體的幫浦。這三百年來，心臟被視為一個使血液流遍全身所不可或缺的裝置，就像機械會故障一樣，心也會壞，而且不比任何一個引擎或渦輪更重要。人們也真的把心當引擎來修理，可以加上潤滑劑、清除栓塞，甚至整顆換掉，這種想法自然也開展出現代的心臟移植手術。

即使我們只把心當作幫浦來看，心臟的工作效率還是令人激賞，日復一日，心臟每天要跳動十萬下左右，七十五年就是三十億次心跳，換算每年約四千萬次。席弗彬博士（Dr. Schiefelbein）在《奇妙的機器（The Incredible Machine）》中寫道，心臟每分鐘要打出八～一〇公升的血液，才能讓血液覆蓋總長達十萬公里的血管壁！

一般人並不知道，在胎兒發育的過程中，心臟的形成比大腦還要早。**事實上，在大腦還沒成形前，心臟已經開始跳動了！**心臟擁有相當程度的自律功能，能夠獨立於各種外在的控制而運作，依照自己獨特的節奏跳動著，雖然經由自律神經系統與其他臟器相連，但是不需要大腦的介入，心臟就能持續不斷地跳動下去。

精確一點的說法是，雖然心臟收得到來自腦部的神經衝動，但是通常會忽略這些訊號，繼續以自己的速率搏動著。也因爲如此，移植的心臟雖然沒有神經連繫，還是能夠運作得很好！

心臟與大腦的對照

心可以獨立於大腦之外而自行運作，但同時仍接收著來自腦部和體內其他臟器的訊息，這個奇妙的現象自然引發了許多探討心跳如何被調控的研究。

加拿大東岸達豪斯大學的阿默博士（Dr. J. Andrew Armour）在《神經心臟學

（Neurocardiology）》中提到，心臟裡已經發現至少存在四萬個神經細胞，在密集研究後，阿默博士在一九九一年提出了「心腦」的觀念，研究發現心臟中的神經細胞數目，與腦中掌管情緒和其他基本行爲反應之較低等中樞的細胞數目相當，也就是說，心臟似乎擁有自己的頭腦，心臟裡的神經細胞不光只是接收來自頭腦的命令，還可以直接影響杏仁體、丘腦、皮層等腦內結構，在某些情況下，心臟還能傳令給頭腦。

菲爾斯研究中心（The Fels Research Institute）的博士夫妻檔，約翰・萊西和碧翠絲・萊西（Drs. John and Beatrice Lacey）發現，心臟不但會忽略所收到的訊號，還能夠反過來告訴腦部何種反應才正確。心臟對腦部功能的干預，最常出現在腦部處理情緒和行爲的區域。看來在面對環境變化或處理事件時，心臟似乎是調節情緒處理過程的核心。

心臟智慧好比是ＥＱ

科學家在心臟中發現的「心臟智慧（heart intelligence）」，與腦部所顯現的智慧有所不同。以ＩＱ和ＥＱ來比喻的話，心臟智慧比較像ＥＱ而非ＩＱ。

心臟智慧導引了我們每個人的自我覺醒、人與人的關係、人與生活的關係、我們的行爲、反應以及直覺。心臟智慧能影響身體其他機能，幫助體內其他系統回復常態，重新回到平衡，讓整體的身心回到整合點，這對想要擺脫疾病、恢復健康的人來說，是絕對必要的。

換一個角度，同樣可以看到心臟在情緒管理上扮演著非常重要的角色。在胚胎發育的過程中，頭腦是由內而外逐漸成形的，胚胎先形成腦部最基礎的腦幹部份，然後杏仁核、海馬迴、再來是其他的情緒中心，負責思考功能的腦部是最後才形成。也就是說，頭腦中負責思考的部份，在成形時是以情緒部份的腦部爲基礎的。這種發展模式正吻合兒童發展過程，小孩子在進入理性思考階段前，用的是更爲情緒性、直覺性的思考模式。心臟影響腦部各個情緒中樞，構成了身爲

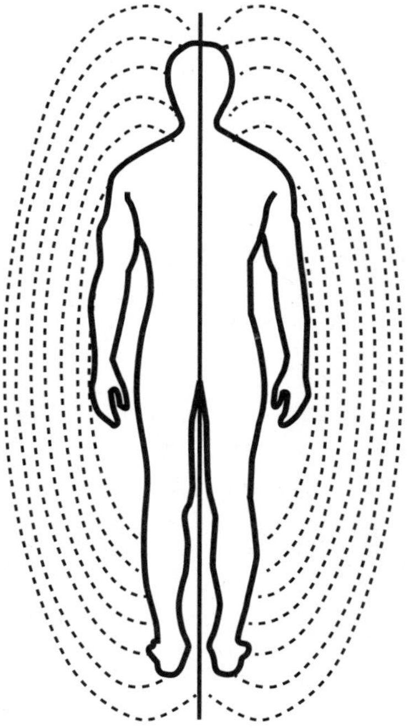

【圖一】人體電磁場的平面示意圖

人的情緒和行爲基礎，並進而影響了腦部負責更高層思考功能的區域。

心臟在情緒管理所扮演的角色，還可以由另一個層面，也就是生物能量學的角度來剖析。每一種生物，包括人類，由任何「場」來看都是一種獨特的複合體，由電磁場來看也是一樣。沒有電磁場，也就沒有能夠推動導引生物活性的生命力。

【225頁圖一】是人體電磁場的平面示意圖，【圖二】是人體電磁場的立體示意圖，從圖中可以看到兩個環狀的磁場，由距人體約三公尺左右的大磁場包住小磁場，而這兩個磁場是圍繞著同一個軸心的。這兩個磁場對心臟智慧的了解非常重要，所以「入心」

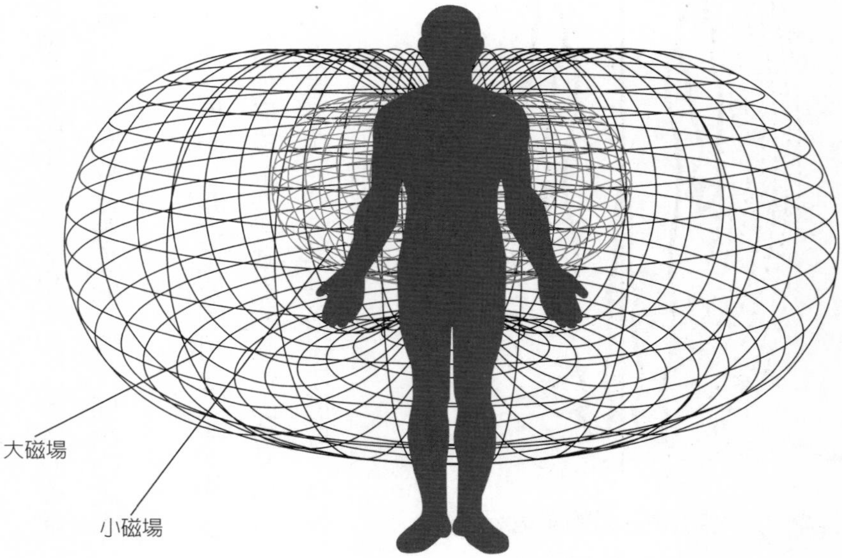

【圖二】人體電磁場的立體示意圖

一詞，我們可以想作就是進入這兩個環狀磁場的中心！

心臟環狀磁場的強度，也說明了爲什麼一旦達到諧振的境界，心臟就會成爲體內的節律器，主導著體內其他部位的振動。這個同步化的過程，使得體內其他部位進入與心合而爲一的境界。換句話說，心臟的磁場非常強大，超越身心各處的磁場，使得身體各處的磁場與之同步。

究竟怎樣才是「心臟智慧」或說「與心合一」的狀態呢？我們可以再次想想，關於心臟和頭腦的比較。

頭腦的運作方式是線性的、推演式、邏輯化的方式，將各種相關資訊拼湊在一起，經由邏輯推演的過程，產生下一個思緒。也就是說，每個念頭都受到前一個念頭或經驗的制約，是由過去的經驗和思維直線性層層開展的。

或者也可以這麼說，每個念頭都是過去習氣的反射，所有的念頭也不過只是一切習氣轉變及依序活化的過程而已。雖然過去記憶對於引導出熟悉感以及對重複事件處理的順序非常重要，但在面對意想不到的新情境，需要新觀念、新突破時，卻常覺力猶未殆。

心的資訊處理方式則是非線性、直覺化、直接的，隨時能迎接新的想法與新的可能性。頭腦靠的是理解，心則是用直覺追求眞理。

也就是說，心截取的資訊更爲廣泛，它以同步、全面的方式理解各種資訊的關連，而非像大腦一樣要一步一步來。還有一點與腦不同，**心更重視做爲生命福祉基礎的各種情緒性核心價值，例如感恩、關懷、誠懇、慈悲、寬容、耐心、體諒以及內在的平靜等，透過心的思考，即使大腦不斷地干擾及扭曲，我們仍會回到基本的核心價值。**

抽離情境的簡單方法

在現實生活中，因種種壓力或情緒圍繞著我們，任何人都難免有心緒雜亂的時候，當下感覺整個人都煩燥起來，同時也遠離了同步與合一的美好和諧了。

與大家分享一個暫時抽離情境的練習，這是由心能商數學會創立者杜克·齊德瑞（Doc Childre）所推廣的「定格練習（freeze frame）」，透過此簡單練習的引導來幫助自身的情緒管理。每當碰到委屈時提醒自己三個步驟：

（1）凍結（freeze）或是爲自己爭取一些時間（time out），把回答的意念降到心底深處。

（2）想像將自己抽離出來到最喜歡的情境，例如想像自己徜徉在藍天白雲下的海灘，或回想任何一個曾經令自己開心的事件。

（3）問心會怎麼回答。

經過這三個步驟，只要用心傾聽心的聲音，絕對會和之前以邏輯左腦回答的截然不同。此外，**我個人認為更簡單的方法就是「謝謝」二個字！當心中感到委屈或憤怒時，只要真誠地說聲謝謝，不論說出口或是在心中默唸，都能幫助把重心降下，讓念頭歸零。簡單的二個字，卻能讓我們抽離負面情境，遠離情緒與煩惱的框架，而心又回到應有的清晰與平靜。**

36 關注法則

「粗重體」與「微細體」

人類早就已經知道身體同時受到情緒和頭腦的管轄，雖然能感受到情緒和頭腦的存在，但卻無法用肉眼看到。舉例來說，某些梵文典籍就紀錄了七種「體」的存在，不過，每個宗派對於「體」的數目究竟有多少，持有不同的看法。然而不變的是，所有的宗派都認為身體屬於「粗重體（gross body）」，認為「微細體（subtle body）」是以更高的頻率存在著。可以說，身體只能代表我們整體的一小部份，而身體之所以重要，是因為這是唯一能透過五官觀察到的形體，所以我們的日常經驗也同樣受到五官侷限。

言歸正傳，以下介紹其中的三種體：身體（the physical body）、情緒體（the emotional body）、心思體（the mental body），三者任缺其一，都可能使身、心、靈不完整。在健康的人身上，三者的能量流動是自由的。一旦能量的流動受阻，可能凝聚成「能量結（energy knot）」及「能量凍結（energy condensations）」，成爲未來的病灶。

傳統西醫較著重於身體症狀的紓緩或治療，近年來才比較多人開始注意情緒體和心思體的重要性，不僅是因爲這些體的失衡與疾病的產生有關，更因爲微細體的整合似乎才是治療的關鍵。現在，人們已經知道「暗示」能影響疾病的療癒，以安慰劑和具安慰性質的手術實驗爲例，我們可以看到頭腦和身體因接受暗示而自疾病中療癒。令許多醫師驚訝的是，許多嚴格、隨機、雙盲的臨床研究都顯示安慰劑效應（placebo effect）是不可忽略的。也就是說，療癒是可以經由信念引動。簡單的說，只要患者對自己的健康有信心，痊癒的機率就能提高。

除了頭腦對療癒的影響之外，情緒體在啓動健康或疾病狀態的角色，也受到更多人所認同。情緒能引動一系列的生化與荷爾蒙反應路徑，最終影響健康與病情。柏特博士（Dr. Candace Pert）在《情緒分子（Molecules of Emotion）》一書中，以非常優雅的方式來描述這些路徑，她提到負面情緒所釋放出的分子，會在體內造成混亂，干擾許多臟器；相對的，慈悲、關懷、和諧等正面情緒，則會引動一系列的分子反應，最後透過整體身心互動，導向健康。

關注法則

我推動多年的身心靈整體醫學「眞原醫」，一直在倡導三體（身體、情緒體、心思體）都和諧平衡，才能讓患者眞正走上康復之路。簡單地說，三體同時都要下完全的決心進行療癒，才能走上「徹底痊癒（radical healing）」之路。只要身心各層面都能完整且全面的追求健康，全心全意地邁向療癒，自然能發揮自我療癒的力量。爲了啓動康復之旅，這三種體必須以諧振的狀態同時存在。唯有如此，才能完全移除每種體所凝聚的能量結及能量凍結。

那麼如何才能感受到心思體的運作？關注是最簡單也最直接的方式，關注就能帶來能量。「關注到哪裡，能量就到那裡！（Attention begets energy!）」，可稱之爲「關注法則（Law of Attention）」。能量能引發行動，而行動將帶來改變。心思體需要正向改變，才能回應整個療癒的過程，只要以善念引導關注，正面的改變就能發生，也就能夠走上療癒之道。

僅將關注力放在病灶上還不夠，還要再加上康復或對抗病魔的清晰強大意念。除此之外，三個體都必須完全投入康復的過程。心思體也就是頭腦，必須先產生身體完全復原的認知。我們必須說服頭腦，讓頭腦相信療癒即將發生、正在發生或已經發生，療癒的過程不需要一步一步來，它可以在瞬間完成，我們需要頭腦才能把這一層信念落實。

此外，我們還需要情緒體的投入，當事人必須在情緒上產生遠離病魔的感受。情緒體必須要完全與宇宙達到合一，與不偏頗、遠離疾病的宇宙完全和諧，完全地「活在當下」，也就是一種與萬物合一的狀態，這才是精神與情緒上的成熟！此外，我們必須帶著感恩、欣賞、關懷、寬容、體諒與慈悲這些核心情緒，才能使情緒體與宇宙的和諧、健康的頻率達到諧振。

不過，光是這兩種微細體的投入還是不夠，我們不能忘記身體的存在。首先，當事人必須要有身體完好無缺的認知，把生了病的器官視為已經回復原狀；其次，當事人必須以行動落實這項體認，不僅只停留在念頭的層次。體內受疾病影響的細胞必須重生，才能夠落實這項體認。換句話說，我們必須徹底地照顧這些細胞，才能維繫它們最佳的健康。

而完整的療程包括適當的飲食、呼吸與運動，也就是生活型態的完整與徹底的改變，唯有如此才能讓我們理直氣壯的認為，體內的細胞已獲得細心調養，活在健康的狀態中。營養的不足必須得到彌補，多年累積的毒素也必須清除，才能達到完整且和諧的平衡，唯有如此身體才能自行回復正常且最佳的健康狀態。換言之，完全的療癒，需要整合我們生命的各層次與體驗的範疇，一起走向康復之旅！

二分法則的限制

頭腦靠二分法則運作，無論思考對象爲何，都會給它標上一個特質、給它定一個量出來。貧富、高矮、是非、黑白等就是二分法的產物，頭腦還能在兩極之間，用不同的程度來盡力描述日常所體驗到的世界。簡而言之，我們的思考過程必須在兩極化的基礎上才能進行，正說明爲何頭腦必須以邏輯化、有順序的推演方式來運作。

當討論意念以及意念的形成如何影響身體、情緒體與心思體時，其實探討的正是二分法的意念。舉例來說，我們可能希望得到健康、變得富有、甚至是非常非常富有，而這時候，我們常常忘記一件事，這種二分法的念頭造成了生命的失衡，不僅造成內在的失衡，也造成我們所處環境的失衡。

以希望致富爲例，只要看看世上這麼多人仍生活在貧窮匱乏之中，便會發現希望致富本質上仍然屬於一種失衡。我們就能理解，人類歷史是一個二元對立的歷史，而且是人類一手造成的。以同樣的二分法繼續推理下去，我們仍然會受限於所處的時空條件中，無法超脫。

心的角色

現在進到「心」的境界。心不需要使用邏輯，所以也不受限於理性與邏輯的推理論證，心會賦予各種感受、情緒、影像、夢想獨特的幾何形狀，心和頭腦不同，可以直接穿越情境和事件的藩籬，直接切入重心，無需事前的準備或冗長的推理過程，直接進入統合的狀態。

而慈悲是心用來表達存有的共通語彙，是最高層的統合情緒，也是所有生物都有能力產生的感情。**慈悲會建構一個獨特的和諧場，層層傳入體內所有細胞、所有層次的意識與微細體中。**

慈悲也是連結萬事萬物、**宇宙中大小萬物的最基本力量**。若說慈悲是讓整個宇宙凝聚在一起的膠水，絕對不只是一種抽象的詮釋而已，更是自然界最具體的表達方式。經由次原子和高維物理的突破，現在的科學已經有了這層簡單的體認。

心臟智慧是這三體之間最直接的連結，使身體、情緒體和心思體能達成完全和諧，以一致的頻率振動，所以心臟智慧是整合身心靈走向完全康復的最有力武器。心連結了存在至今所經驗過的無數體驗和能量域，透過心，我們可以超越、可以成長，成為更有創造力的人，這些特質都是身為人該學習的基本課題！

活出心的能量，意思是活在與萬物同體的狀態中，對萬事萬物不起分別心，如實且完整、深刻的體驗一切情感覺受，不妄加分別善惡、不迎不拒、即知即行，接受生命所有色彩、形式和起伏的原貌，無條件地接受它。這種生命態度會使生命中的一切事物，成爲一門課、一次學習的機會，我們才眞正成爲生命的主宰。**透過無條件的接受，可以將一切負面的情緒反應，轉化成爲感恩、關懷、慈悲與體諒的正面心情。**

唯有如此，我們才能提高自身和周遭人事物的能量和波動，且在如此奉行的同時，我們已經做了改變命運的決定。人人的心中都有一把鑰匙，握有它就可以開啓通往人類個人進化和群體進化之門。

37 尋找聖心

能量通道——中脈

前面介紹過的幾個方式能幫助我們進入心的世界，亦可稱爲「尋找聖心」。圍繞在磁極周圍的環狀能量場，中央就好比「暴風眼」，在這個位置的能量呈現一種不尋常的靜止狀態，任何人只要經歷過這種平靜，就能感受到蘊含在平靜背後的就是造物的力量，是一切存在的最大力量！

環繞著心的環狀磁場中軸，正是許多古老的靈性教導和神祕典籍中一再提到的中脈【238頁圖一】。中脈是能量（或說「氣」）通過身體的主要管道，能量由此流入並遍佈全身，是生命的基礎，也是人類在時空限制下能表現出最大潛力的寧靜軸心。

所有古老的靈性宗派都非常重視經由中脈控制氣（生命力）的流動。以古印度梵文典籍爲例，中脈（sushumna nadi）與拙火中脈（kundalini）雖然不盡相同，但十分

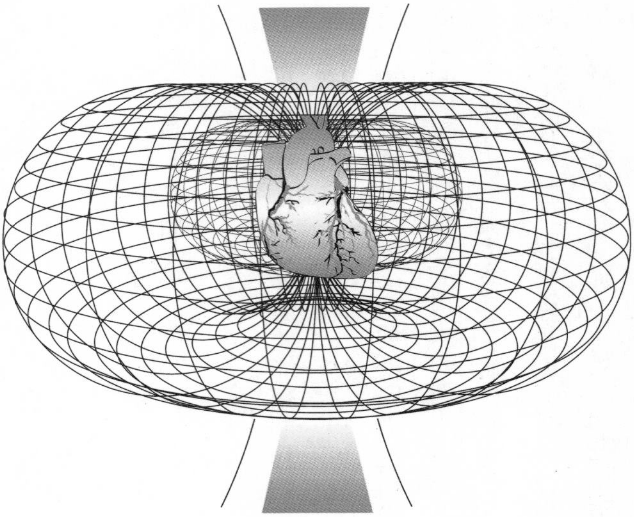

【圖一】

相似。

拙火常以一對繞著脊椎盤旋而上的蛇做代表，在拙火路徑中，能量由脊椎底部出發，向上流經體內各個能量中心（脈輪），直到頭頂的頂輪。拙火開啓後，頂輪也隨之開啓，而與宇宙意識相通，正是昔日許多聖人所進入的與萬物同體、至高意識領域的狀態。

中脈的路徑並不等同於脊椎，而是由頭頂至會陰（肛門與生殖器的中間點）的一直線【圖二】。中脈和拙火一樣是以微細能量域的形式存在於前述環狀能量場的中軸，就算把人體剖開，也無法以肉眼觀察到。

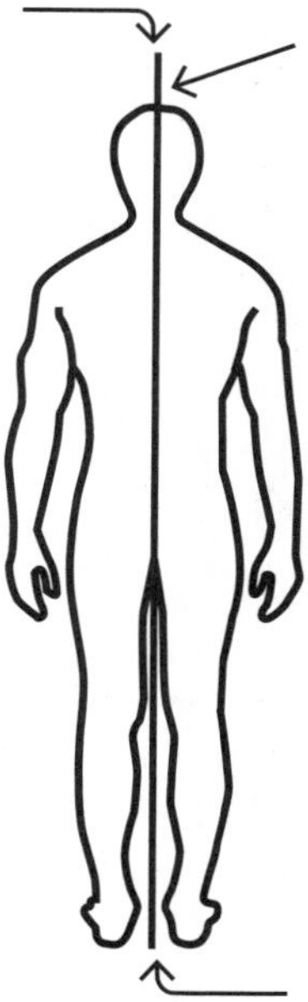

【圖二】

中脈大約是拇指食指圈起來這麼大，它不會隨著脊椎彎曲，而是下指大地，上貫頭頂，隨著每個人意識開發的程度，從幾吋（一般人）到幾哩（精神力量成熟且進化的人）都有可能。

流入中脈的氣，決定了體內所有臟器和經脈能得到的能量。因爲中脈就像能量變壓器，能夠轉換、放大經過的生命力，輸出的氣（生命力）則進一步影響身體、情緒體、心思體這三層體。當氣被打亂或中脈受損，身體得不到足夠的能量，各臟器淤塞難通、心思不清明、精力微弱，情緒也隨之不穩定。

由於現今環境的變遷，遠超過人類能控制的程度，人人都需要重新調整能量的流動。這些運動能促進維持健康所需的再生之力，在此刻尤其重要。科學家已經發現地球磁場每年都在快速變化，而被化學物、電磁波和人爲破壞導致的環境污染，也已達到前所未有的高點，我們內在的能量平衡，正遭受外在大環境的不斷挑戰。

一旦我們有能力進入心輪磁場中的聖心區域，不僅能增加生命力，還能圓滿內在的無限潛能，也將體驗到造物的大寧靜和大喜悅。我針對現代生活設計了一套實用的練習，可以在日常進行，直接得到進入聖心的體驗。但僅理解卻不實踐絕對是不夠的，期盼各位讀者能多練習。

負面情緒的「能量轉換器」

古時候的人，早就知道**心輪是種能量轉換器**，所有的**感受都能在此得到質變與放大**。在和諧時，情緒體便能以更高的頻率振動，進一步影響其他體並與之共振，這是個人進化成長的捷徑，也是人類終將踏入的道路。

「追隨心念（path of the heart）」能使出生以來，困擾我們的種種恐懼被中和、轉化。對未知事物的恐懼、對敞開心胸的恐懼、對擴展未知體驗的恐懼，是生存中最主要的束縛。

這種無時無刻的恐懼，讓我們活在無止盡的憂慮和苦惱中，無法敞開自己、圓滿自己。恐懼讓我們無法完整且深刻的體驗，並面對當下的情緒感受；恐懼帶領我們走上一種失衡、不自在的狀態；恐懼在後面緊緊地抓住我們，不讓我們體驗寬廣的情緒自由和更開放的靈性覺醒。但現今的教養方式，卻是灌注恐懼到孩子的心靈，因此轉化這份恐懼，敞開心房去接納萬物，將是人類成長的捷徑。

小孩子生下來就知道用哭、笑、叫等自然反應來表達眞實的感受，但沒多久，我們開始學著如何壓抑這些反應，而以恐懼取代。但這些本能反應並不會離我們而去，只是被壓抑下來，存藏在細胞記憶深處裡。儲存在體內的每一種恐懼或負面情緒，都會留下獨特記號。當情緒被壓抑的程度超過細胞儲存的極限時，就會爆開來造成疾病和不自在。

在靈性成長的路上，我們都必須重數過去所累積的無數壓抑情緒，練習如何像孩子般自然反應，疏導這些情緒。這些情緒的解壓縮，尤其針對負面情緒，正是疾病療癒的核心。

經由心，以平衡和統整的方式，深刻體驗這些情緒，將可瞬間體認到過去不可能感受到的新天地；反之，若個人情緒只停留在表面或被壓抑，心輪的花瓣將閉萎不開。現代人每天接受很多事件轟炸，每件事都發生得比過去還快，我們也必須加快情緒反應的速度，這麼一來使得日常感受到的壓力大爲增加，也使得我們常處在疾病與不自在的狀態之中。但若把這看成加速成長的良機，我們也可以逆勢操作，在每個經驗來臨時當主宰，而非被情緒操控。

我們不需壓抑情緒，而是經由清晰覺照的過程穩定心情，經由心而深刻感受並加以開展，構成靈性成長的強力催化劑。因爲如此，尋找聖心並安定其上才變得如此的重要。我們因此能夠超越凡事要論斷是非的二分世界。從心的角度來看世界，所謂的善惡不再重要，相對的，無論善惡都是個人成長的獨特契機，從這個角度看來，心的確能將周遭的能量轉化爲成長所需的慈悲與創造力，將我們推向更高的意識領域。

在自我覺醒、主宰生命的過程中，提升的力量是必需的，不只是意識的提升，還包括讓情感覺受深深地烙印到心中。

我之所以用能量（氣）的觀點來介紹各種微細體，是因爲體內埋藏的各種情緒和心理創傷通常都是能量阻塞，如果要探究疾病核心，就必須從這裡下手。換句話說，除非生命力能在身心自由流動，否則無法治癒疾病。

許多方法能夠增加生命力的流動，包括前面提到的改變生活型態，攝取活食物、補充微量元素、喝好水、正確的運動調息等等。但是讓生命力重新回歸情緒體和心思體的適當位置，讓身體、情緒體和心思體彼此協調統合，透過心才是最快的方式！

心靈聖約

遠古以來所有的治療師都相信，心念的徹底轉變是治療一切疾病的前提，無論新事物外表看來多麼負面，若不能對新事物敞開心房，無條件地接受生命原本的樣貌，我們很難回到健康的狀態。唯有開啓心靈，生命中的種種負面心思、情緒和身體失衡，方能得到中和，回到萬物原初的統一。**我建議藉由每日的淨化儀式「四個心的功課」——感恩、懺悔、希望、回饋來幫助心的療癒過程。**

到目前爲止，言語是表達內心感受最有力的工具，而且是一個正面的工具。正面積極的語言能直接導引出善念、正向的關注、正面積極的情緒與正向的行爲。只有和諧的心才能振盪出正向的言語。換句話說，**正向的言語會自然使身心合一。而最簡單的正向語言，就是「謝謝」，想要健康的人多說這兩個字，很快就會感受到效果。眞誠地實踐就能改變身體的能量，並進一步改變身體的化學結構。**

活出心的能量，是身爲人所能完成的最高選擇，意味著我們爲自己和身邊的人事物，選擇並落實了最高程度的覺醒、最高遠的創造力、最廣大的人類潛能和波動。我們自己就能決定是否要發掘內心的智慧，並活出最高層的智慧。活出心的能量是人人內在皆有的神聖寶藏，是上天自我們出生後便應許的最大禮物，只待發現即可無窮的探取，一旦拾獲便永不失去。心的能量一旦開展，將扭轉我們的命運。

這一切，就是所有古老醫療系統早已知曉的心之科學。

心靈聖約

活出心的能量，也就代表著我們將履行與心靈締結的神聖契約。遵從約定者在各方面的健康狀態會明顯更好。

一開始可能不容易達成，但只要假以時日勤加練習，相信會有幫助。約定者需在日常生活中，如進食或步行時依序默想以下四事：

■感恩

對自己、家人、對累世以來，一切有緣相遇者的無條件欣賞與感謝。意即無條件的接受生命本來的面目和所發生的一切，默思時可以用深沉的「謝謝」來表達。

■懺悔

對自己的短處及過失予以無條件的體認與體諒，覺察自我慣性，並在未來修改這些缺失，默思時可以誠心的說「我很抱歉」。

希望

對生命整體的無條件信心。無論是上帝、耶穌、聖母瑪利亞、佛陀、菩薩、大我都可以是訴說希望的對象。對話時必須誠心誠意，默思時可以說，「祈求您」或是「在您的幫助和祐護之下，我知道我會重獲健康。」

回饋

發願在得到健康後，願意爲人們從事服務，這個誓願的內容必須明確，牢記在心，而且必須是爲人類服務。誓願就像篝火，引領人向前行進，誓願不光只是幫助人恢復健康，還讓人的一生有了圓滿的目標和方向，默思時可以這樣說：「我將……」。

一旦能夠了解並落實心靈聖約，我們就能從心底獲得轉化，**原本束縛我們的疾病或健康困擾，會和生命中的其他部份一樣，全部轉化爲一種祝福，成爲過去所無法想像的，重新深入探究生命的契機**。在見證內在神聖潛能開展的同時，命運也得到了徹底的改變。

10

如何改變習慣

38 如何改變習慣

習慣及其伴隨而來的能量趨勢，造就了我們的生活。從早到晚，每個人都養成了一套自己例行的習慣，而其中大多數，我們會毫不多想就去做了。每逢新年我們總會決心改掉某些習慣，然而每年也面臨許多挫敗。人人都知道，想增進身體健康就必須徹底革新生活方式，包括飲食、運動、睡眠、呼吸、情緒和思考方式。

但究竟什麼是習慣？習慣真的能改變嗎？其實改變習慣比想像中更容易。在談改變習慣之前，在此先釐清一些觀念。

並非所有習慣都不好

每個人都有不只一、兩個，而是成千上萬個習慣！我們所做的每件事都是某種習慣的呈現，生活原本就是多種習慣的表相。

根據美國心理學之父威廉・詹姆斯（Prof. William James）的定義，「習慣只是大腦釋放電波時，建立的一條新路徑，爾後發生的刺激便很容易地循此路徑。」《世紀大辭典（Century Dictionary）》對習慣的定義則是，「一種自然、不隨意、本能而不自覺的行爲模式。」心理學家高迪（Gordy）認爲習慣是：「在類似情境下，我們身心的任何動作，每一次都比過去更能輕易地表現出來。」

習慣會將所有動作減化至最簡單的狀態，因此可以節省能量；習慣能使動作正確且精準，因此能幫助培養技能；習慣能幫助建立所有動作的進行順序，使動作簡單化，避免疲勞。

簡而言之，習慣就是一種我們一再重複的行動，一種常被運用的行爲！

那什麼是壞習慣？壞習慣就是在當下對我們不利的習慣。許多壞習慣是不知不覺中再三重覆所養成的小動作，從皮笑肉不笑、想吃垃圾食物，乃至抖動、譏笑、不良的姿勢等等肌肉與神經上的習性，都是從小不斷累積的舉動，只是現在不再對我們有益，所以必須去除罷了。一旦瞭解，就可以立即消除我們心中因壞習慣而來的罪惡感。

所謂的壞習慣，只是過去養成的無害習慣，當時自有其存在的理由，但對現在已了無幫助。因爲如此，我們根本不需要將壞習慣視爲必須不惜一切代價毀除的污點，也不應該讓自己與之奮戰不休，到頭來還是除不掉。

事實上，在數以百萬的習慣中，絕大多數都是能幫助生存、良好且必要的習慣，壞習慣是少之又少。而且好習慣蘊藏的力量，要比壞習慣的力量大上數百萬倍。不妨運用建立好習慣的原理，培養更多容易重複使用的好習慣，來取代這些極少數的惡習。習慣本身是一種「常被使用的行爲」，所以想改變習慣，光靠思想是做不到的，還得從行爲下手才行。只有經由培養新的好習慣，才能改變壞習慣！但是，習慣眞的這麼容易改變嗎？

想改變習慣，就必須對它有嶄新的認知和平衡的心態。瞭解與面對習慣，需要平衡的心態，就這麼簡單。這種嶄新而平衡的心態能用在所有習慣上。舉已成爲我們生活一部份的科技產品爲例，從學習手寫、打字、用電腦、上網、手機等等，從來不需要痛下決心，也不需要神力加持就簡單地做到了，我們甚至沒有絲毫停頓去思考要廢除舊習慣。只是簡單地做著這些事，讓它成爲生活的一部份，如此而已。

總結而言，只要從事新行動，停止思考舊習慣，習慣很容易就改變了。當焦點轉移到新的行動時，不知不覺中，我們就接受了新的改變，也就是在這種情形下新的平衡心態介入。我們不必以自責或以道德標準來批判這些壞習慣，相反地，把它們視爲不再具有其方便效益了，只要繼之以新的行爲，壞習慣就會被改變了。

不過，眞實生活中，我們似乎都在反其道而行；爲少數的壞習慣困擾，忽視了自己絕大多數的好習慣。總是盯著少數的不完美，而無法歡慶身爲人本身就是完美的這個事實。我們讓自己的生命沉浸在偏執和苦惱中，卻忘了讚美整體完美的一面。只擔心少數幾個壞習慣，卻對我們衆多的美德、成長和改變的潛力沒有信心。總是被自己的不安全感壓得喘不過氣來，導致生活失衡，而不去了解與生俱來的成長和學習之眞實力量。

說得更明白些，要改變習慣時，需要了解習慣本身就是一種常被使用的行爲；不再去想我們要革除的習慣，而是以行動建立新習慣。

人人都有改變習慣的力量

改變的力量是人人與生俱來的能力，事實上，它正是使我們進化的最大動力，讓我們能不斷適應環境變遷。我們天生就具有改變習慣的能力，不只是與生俱來，還是億萬年來有人類就有的能力。這種固有能力，讓我們和百萬年前的祖先一樣，一直都能改變。神經科學家的研究清楚指出，大多數時間人類只使用了大腦的一小部份；同時，即使是成年動物或人類，還是會發展出各式各樣新的神經傳導路徑，證明了這方面的潛力是無限的。無論年齡多大都不需要任何修補。神經科學家已經把這種腦細胞具有進行改變而形成新路徑的能力稱爲「神經系統可塑性」。

通常，無法戒掉壞習慣只是因爲我們無法意識到與生俱來的改變力量，也沒有認知到好習慣的力量足以蓋過少數的壞習慣。要理解我們會不斷成長、擁有無限潛能，必須具備相當的心理成熟度，對生命抱持平衡的態度。當我們內在成長潛能的信念與希望夠堅定，我們自然就有信心，能透過新行動來改變習慣。一旦有了這層新認識，生命就會開始多彩多姿，所有可能性也將展開。我們將不再受層層限制和偏見束縛，明確了解自己就有改變的力量。

習慣並非來自思想

改變習慣的最大阻礙之一，就是誤以爲習慣來自思想，以爲改變習慣必須先改變導致習慣的思考方式。讓我們先停下來，觀察自己在不知不覺中形成的所有習慣。習慣只是經常被使用的行爲，無論我們是否意識到。習慣甚至不是經由思想而產生，許多習慣只是不斷重覆的動作，前後不必然需要經過思考過程。它可能只是某些外在環境的變化就被觸發。

舉例來說，一位患者總是在聞到某種味道時會搔搔頭，幾秒後把腳抖兩下，但他並沒有想做這些動作，啓動這些行爲的並不是他的心智。從這個簡單的例子可以很清楚地知道，無論思想或決心的力量有多強，習慣不能單靠意志力來改變。

這道理雖然簡單，卻和今日多數心理學家對改變的認知相佐。許多專家建議，運用強大意志力來改變習慣，強大的改變決心，加上恆心、毅力不斷練習，直至新習慣落實爲止。很明顯，如果這種建議可行，那麼我們應該可以不藉外力免於一切惡習。可惜，大多數人都做不到這一點。單只是「心想」，未必足以改變習慣。

輕鬆改變習慣的新心理基礎

雖然心理力量仍不足以改變習慣，但能起輔助功用。前面介紹過要達到情緒和精神的平衡，必須認知到自身的改變力量，而此力量來自於著眼新行爲，而非思考舊習慣。同樣的，新習慣也可以透過心理程序的輔助來形成。心理程序包括三項原則：

（1）只思考相異之處，而非其相同之處。

（2）多想想衆多好習慣，而非掛念少數的幾個壞習慣。

（3）多想像我們想做的，而不是不想要做的。

為何第一項原則是「只思考相異之處，而非其相同之處」呢？如果我們只想到雷同處，很容易裏足不前。每個人都有參加聚會或開會的經驗，如果我們的直覺反應是：「唉，這些都是老套，我實在很討厭這樣，簡直是浪費時間。」這麼一來，我們往往就會退縮，也許就錯過一個認識新朋友或自我成長的絕佳機會。假設我們是農人或機械設計者，若只思考最終產品或生產過程中的相似處，我們就會對改善未來裏足不前了。因此，無論從事什麼工作，唯有思考差異才能進步。可以說，思考相似處讓我們停留在過去，而思考相異處令我們走進未來。

那如何運用這道理在習慣上呢？前面說過，思考相似的事物讓我們停駐在過去，而習慣是一種從以前到現在不斷重覆的行為。所以，習慣可以說是一種行為上不斷重覆的類似動作。當我們思考相似的事物時，事實上只是想到習慣。我們必須思考相異處才能改變，這比我們所知道的要容易得多。事實上，這是我們每天不知不覺中正在做的；當我們盼望一個新事物、新情境，也就是盼望改變時，我們就已經在思考差異性了。

一旦思考固定在某個習慣上，愈想著怎麼去改它，事實上我們就與習慣黏得愈緊。在這種情況下，我們是在思考相似性。相反地，**愈少去想舊習慣，多想欲建立的新習慣，就能愈快有效革除舊習。**

第二項原則是「多想想衆多好習慣」，重點在於改變對好習慣與壞習慣的觀點。把重心放在擁有的衆多好習慣上，停止對少數壞習慣的執著。若不是因爲好習慣遠多過壞習慣，我們根本就無法生存了。**常憶及自身擁有的諸多善習，便能將我們帶回到情緒和精神上的平衡，讓我們頓然意識到，每個人內在都有如此奇妙的成長力量。**

常想著要戒掉壞習慣，事實上只會使它更壯大。若反過來把重心放在天生的好習慣上，我們當下便可感受到自我完整以及精神平衡。不僅能淡化壞習慣的影響力，也終將使它自行消失。如果我們能不斷地練習，不斷地將念頭放在成千上萬的好習慣上，深切地去體會感恩與感激，我們的生命也將截然不同，而這個轉型全是來自正向的改變，而非計較如何戒除的少數壞習慣。

上述的第三項原則就是「**多想像我們想做的，而不是不想要做的**」。想想出生以來所養成的種種習慣，沒有一項是費力形成的，全都是自然養成。只有在我們爲少數壞習慣的影響所苦時，才意識到內在的衝突。衝突愈深，習慣就愈難改，甚至連我們以新習慣取代舊習慣的動機，都會被錯置。假如形成新習慣的目的，只爲了擺脫舊習，那麼這種想法反而會成爲改變的最大障礙。

每天找一個安靜的角落，花幾分鐘時間想像自己做新習慣的動作。之所以要如此想像，並不是爲了擺脫舊習慣，而是爲了建立起新習慣。在過程中，忘了舊習、集中注意力於祈願轉變的結果。當舊習慣浮現時，試著拋棄或不理它。比起許多已經擁有的好習慣，壞習慣太沒價值了，我們應該將自己的想像力導向希望擁有的新習慣上。

這項簡單的練習將徹底改變我們的生命，讓我們從被動地接受無法控制的各種影響力，走向充滿機會和潛能的積極生命。只要能持之以恆這樣做，沒有什麼事辦不到。在想像自己正在從事新習慣時，整個人也從舊習慣的束縛中解脫，感覺就像是重生一樣，心靈上擁有了這個新行爲的印象後，我們就可以改變生活中的任何事情！

享受改變

以下用簡單的例子來說明。約翰和許多亞洲人一樣，他從小就感染了B型肝炎。他的病況已經到了肝臟慢性衰竭的地步，一開始是脂肪肝，然後纖維化、嚴重肝硬化、肝衰竭，自然療法醫師勸他改採生機飲食並減少食用肉品。這對約翰簡直是晴天霹靂，他向來熱愛速食，喜歡大塊吃肉，即使他知道應該徹底改變自己的飲食習慣，但就是沒法子下定決心。

某一天醫師告訴他，不要再去想什麼改變飲食的事，也不用去壓抑對吃肉的慾望，儘量學著去習慣生菜沙拉這類菜單就可以了。約翰第二天就照辦。他發現原來新鮮蔬菜可以變出那麼多料理，而且還可以加上各種天然調味料，讓菜餚更可口，他開始想像每天調製食物是多麼開心的事。改變飲食習慣不再有任何困難了，反而讓每天嘗試新鮮之事成爲一件享受的經驗。約翰不但很快地改變飲食習慣，也得到了健康，更成爲營養療法的專業講師，還寫書大談生機飲食對健康的好處。

總而言之，我們應避免壓抑舊習慣，與其去想與過去有何相似，不如想或許有新的變化、機會或不同的發現，這就是輕鬆改變舊習慣的心理基礎：多想像想做的事，而非我們想停止的事。

39 用行爲改變行爲

習慣源自於尋求表達的慾望

習慣是一種重覆行爲的表現，每個重覆行爲都需要一再地啓動神經細胞。因此可以說，行爲需要腦細胞之間或腦細胞到肌肉細胞之間的神經能量重覆流動。所以，習慣不是憑空而生，顯然有它的生理基礎。任何習慣的背後，最基本的動力就是慾望。

慾望是驅動所有行爲的力量。慾望來自我們伸出、抓取、碰觸、連結、完成、得到、接觸的需求。在表達慾望的同時，也達到了重新平衡的狀態。因爲這個世界的萬事萬物都建構在兩極之上，兩極之間互相成全的傾向就構成了慾望，並在這個過程中達成新的平衡和完整。

慾望是驅動所有習慣的力量，包括壞習慣。只是在壞習慣裡，慾望的力量變得無法遏抑。一旦受到壓抑，慾望不降反升，是想要改變壞習慣時最難處理的部份。

慾望非壞事，但要正確表達

想要改變習慣，一定要先改正一個認知的基本錯誤，就是對慾望的道德判斷：人們常常認為慾望是件壞事。事實上，我們必須了解，慾望的核心動機不該受到道德判斷，和所有本能的行為一樣，慾望是與生俱來的，是正確、也是完整的。

舉例來說，有位公司職員工作很盡責，但總是會誇大過去的功績。雖然他勤奮工作，但還是立即被發現他說的故事太誇張。認識他的人都知道，他是在公開說謊。

這些謊言背後的第一個慾望是，他希望在每個環境都能表現傑出。他期待表現更好的慾望並沒有錯，但隨著時間流逝，因為表現無法符合自我預期，開始產生失落感。第二個左右他的慾望，來自於期望受同儕尊敬。同樣的，這個慾望本身也沒有錯。

人人都有夢想，也享有相同的權利，本來就值得同儕相互尊敬。但是，當「表現傑出」和「受同儕尊敬」這兩個慾望無法吻合時，顯然當事人試著在同儕眼中捏造另一個形象，如此一來他只好說謊。

這兩個慾望本身都沒有錯，但顯然他選擇了錯的方法——用說謊來表達慾望。因此，壞習慣也可以被視為一種錯誤的慾望展現。

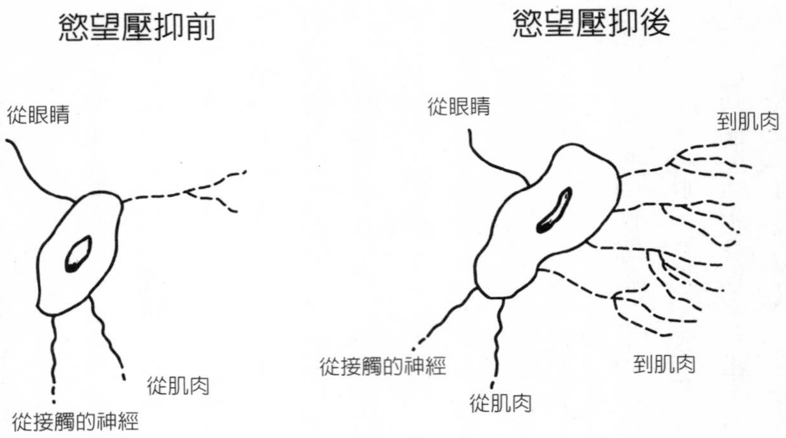

【圖一】

如何正確表達慾望

其實產生習慣背後的慾望是正確的，但在表達的過程中卻形成了壞習慣。要改變壞習慣，我們要面對的不是慾望本身，而是如何正確地表達慾望。

【圖一】是腦細胞和神經細胞發展慾望迴路簡圖（僅幫助讀者理解的示意圖，並非眞實生理圖）。輸入訊號由左到右來表示，例如由眼睛經過看來像觸手的樹突輸入，圖的右邊是神經元放電給肌肉細胞的路徑，左邊的細胞代表接受刺激量最少的靜止狀態細胞。再往右一點，還有個細胞接受來自同一隻眼睛傳送的訊號。在這個人身上，表現的慾望多少都受到了壓抑。就像一個看到朋友們都在打電玩，自己也很想玩的小朋友，父母會去壓抑他的慾望。

雖然在這個例圖中，訊號經過眼睛輸入，但是訊號也可以透過其他感官進入，或由多個感官同時進入後綜合在一起。輸入的能量會累積到達飽和點的時候，直到細胞伸出夠多的觸手，並發展出夠多的路徑來表達這個慾望爲止。如果慾望的表達被壓抑，就會有愈來愈多的能量在此累積，無法釋放。最後細胞漲到一個限度後，會想辦法來解放，讓能量傳到下一個腦細胞或肌肉上，這種能量的大量釋放和自然狀況下的表現並不相同，是完全沒有好處的。

若只是從能量來看腦部的活動，可以說當腦細胞被外界能量「飽和」時，就充滿了慾望（或說是截取輸入訊號），必須將能量向下釋放。所以，能量才能夠保存，而轉移到另外的活動中心。

釋放能量就是神經細胞表達慾望的方式，如果能量釋放總是沿著同一條路徑再三重覆，習慣就產生了。好比說我們可以把水壩封住，不讓水往下流，但最後它終將因承受的壓力達到飽和必須宣洩，即使透過別的出口，也是一種紓解。光是壓抑慾望是無法改變習慣的。相反地，唯有當慾望透過其他的習慣獲得紓解，才能改變習慣。

要改變習慣，必須多管齊下。前面說過，內在掙扎或壓抑慾望都是於事無補。壓抑慾望只會讓習慣更失控。不要壓抑慾望，也不要用道德標準來評斷內在的慾望，這就是前面曾提到的精神平衡。如果慾望能透過好習慣這種正確的表達來紓解，我們就走上了處理慾望的正確方式，也使我們內在既有的自然平衡與和諧得到了榮耀。以正面的行為和改變來表達慾望，而不是陷入自我悔恨或壓抑中。

新神經反應路徑，很容易改變

前面提過，在生理層次上，習慣是經常被使用的腦部溝通路徑。然而，這些路徑能夠輕易地被改變，大腦是體內最具可塑性的器官，隨時不斷地在改變，腦神經細胞的手（樹突）和腳（軸突）不斷進行新聯繫，而且新路徑（新習慣）的數目是沒有上限的。

可塑性指的是一個材料被塑形、改變卻不破損，人體內沒有任何組織比神經組織更具可塑性了。當神經細胞彼此間或與肌肉細胞建立連繫後，完善的能量釋放通路即形成了。經由這些固定的能量釋放通路，就形成了習慣。

只要讓能量或者慾望的衝動導向另一條路徑，就可以輕易地改變了習慣，由於神經組織具有如此高的可塑性，當我們更改慾望原有的表達方式，新的神經傳導路徑即能形成。只要把舊的傳導路徑切換到新路徑，舊習慣是很容易改變的。

回到前面提到的，由手寫到打字、到用電腦輸入的例子。手寫習慣最初的形成，是由腦領著手部肌肉導出的一條路徑，因爲常被使用得以習慣化。藉由書寫表達想法的慾望，經由手寫表達出來，又常使用這種方式來表達慾望，就形成了手寫的習慣。接著，打字機出現了，我們馬上被「打字」這個省時、又使作品美觀的新觀念給抓住。

新的觀念加上打字機吸引人的外型、獨特的鍵盤聲，使我們對於使用打字機來表達的慾望日漸強化。這時，新的表達路徑再次形成，使用打字機這種新發明的慾望，開始經由新的路徑表達，能量的流動就由舊路徑轉向新路徑了。而電腦出現時，也發生同樣的事情，電腦具有快速、方便、可存取檔案、方便日後隨時編輯等好處，而這些好處都令人目眩神迷，我們甚至不用放棄打字的習慣，只要改用電腦就可以。

由此可見，轉變是非常輕鬆的事，不用掙扎，也不需要刻意壓抑或停止任何慾望。因此可以結論出：「任何壓抑慾望的努力，都會造成改變舊習慣時的掙扎和困難。」**不要企圖阻擋慾望，就能夠很輕鬆將表達慾望的能量導入新的方向，只要切換到新的表達路徑，新的習慣也就隨之形成了，不用與舊習慣搏鬥**。而習慣也只能這樣輕鬆地被改變！

利用身體記憶，輕鬆革除習慣

因爲習慣是經常使用的行爲，所以要靠行爲才能改變習慣，肌肉活動是最有效的方式。肌肉細胞與神經細胞密切相連，每條肌肉細胞都會對諸多神經細胞反應，由肌肉細胞將訊號送回神經細胞，形成連續的循環回饋線路，加速路徑的傳導速度。透過活動，肌肉將刺激送回腦部中樞，每一次的肌肉活動都可以滋養並調控同樣的腦中樞，使下次的反應速度加快。從另一個角度來說，如果肌肉不活動，該部位的腦中樞就會日漸呆滯，腦部的連結和傳導功能也會消失。

光是思考本身，就能刺激腦細胞將神經衝動傳向其他細胞和肌肉，但是，對腦細胞來說，肌肉活動能帶來最強大的刺激，使大腦充斥來自腦部內外的所有訊息。比較一下，幻想著穿得美美的參加舞會，和親身在舞會上與喜歡的人共舞，這兩者所產生的效應相差多大。顯然實際去做比只是想像，能給身心都能留下更深刻的印象。同樣地，活動肌肉比起只是純思考，大腦能產生更強大的印記和調節效果。大家都知道，只靠「想」對腦內結構變化的影響其實非常有限，但是如果結合心靈活動與肌肉行動，能馬上改變腦內結構。這樣的結合，能使新的腦內傳導路徑更容易建立。

習慣只是「常被使用的行為」

要改變一項習慣，還得經由進行眞實的肌肉活動才行！這新知識如何幫助我們改變習慣，請看下面這個例子。

得了乳癌的珍妮，在過去兩年間一共接受了三次化療，她覺得非常不值得，也變得十分憔悴。雖然專家已經宣布她的病情進入末期，但她覺得一定還有希望。另一方面，她無法自行起身，走不到幾分鐘，就氣喘吁吁、精疲力竭。珍妮知道如果她想好起來，除了適當的醫療照護外，還必須要有活力，過著更積極的生活才行。然而，改變的決心時有時無，結果還是一無所獲。

有一天，有人叫她不要再去想怎麼改變生活方式了，回過頭來好好想想她最想要做什麼。珍妮的回答是：「跳舞。」她馬上得到的建議是，爲自己準備一個好空間，選一些喜愛的曲子，讓自己隨時都可以跳舞，而且要多利用大肌肉運動、大步跳舞。她開始跳舞了，而隨著時光過去，愈來愈健康，很難想像一天沒有舞蹈的日子。她開始一跳就是好幾個小時，而且也走出戶外到森林散步，接下來她體重開始回復，回診時，連醫生也爲她的健康進展感到震驚。

對珍妮來說，過去的新年新希望之所以一一落空，是因爲她不了解「習慣只是經常使用的行爲，所以習慣只能經由行爲來改變，運動肌肉是唯一能眞正影響腦部傳導路徑的行爲」。只是靠意志力來改變習慣是不夠的，事實上，只要開始做別的事，不要再想舊習慣，就是改變習慣的最好方法！

讚美自己及完成的每個小事

再來看另一個例子。瑪西亞是位很有魅力的四十一歲單身女性，醫生診斷她患了多發性硬化症，在遍訪名醫後，她才體認到自己罹患了無藥可救的絕症，而且病情只會日益惡化。從那時起，不願意接受命運安排的瑪西亞，開始研究各種傳統和另類的療法，很快地她就成爲這個惡疾的專家。後來，她發現原來很多神經退化疾病，跟許多人格特質有關。

這種理論能讓瑪西亞信服，因爲她總覺得自己會罹患此病與她是孤兒有關。從小開始，瑪西亞就凡事靠自己，她經常需要與周遭搏鬥，才能獲取所需。對她來說，世界充滿了無情冷血的人，這讓她難以接受。她曾不斷自問：「爲什麼？爲什麼人生這麼不公平？爲什麼都發生在我身上呢？」瑪西亞覺得自己內在的憤怒，以及對世界和自己的不能諒解，一定和現在這個慢慢啃噬她的疾病有關。

她立誓有所改變，不斷地祈禱，她希望自己能夠成為一個更仁慈的人，而第一步便是能夠原諒自己和別人。她希望以愛而不是恨來看待人生。幾個星期過去，瑪西亞覺得自己一點進展都沒有，病情仍不斷惡化，左眼幾近失明，她非常沮喪，幾乎連改變的力量都沒有了。最後，她僅僅期望能在臨終時保有些許內在平靜就好。

瑪西亞最後找到一位願意幫助她的心理治療師，醫師給她的第一個勸告是，不要再去想改變的事，只要讚美自己能完成的每個小事。隨時去看看自己有多漂亮。

醫師也要她每天讚美自己的容貌，今天是鼻子、明天是嘴唇、後天是她的一頭秀髮，對身體的每一部份說謝謝。瑪西亞一開始很不自在，但是逐漸地，她發現這比想像中要簡單，她開始熟悉於讚美自己的外貌，熱切地想要拿出鏡子或去浴室裡進行這項每天的儀式，她也開始習慣說「謝謝」，甚至隨時都會喃喃的向自己道謝。

與人交談至少說一次謝謝，找一個優點

接著醫師告訴她以實際的方式做些簡單的善行。每當她與人交談之時，要求做到至少說一次「謝謝您」；並要求她在來往的人身上，找出一項優點；儘可能和對方有直接的肢體接觸、握手或是碰觸對方手臂表示感激。至此瑪西亞覺得一切照做毫無困

難。每當她對別人道謝，就會感到無比的舒暢。在致謝時碰觸別人的雙手或是和他人緊緊握手，都帶來了莫大的喜悅和能量。從這個簡單的動作開始，瑪西亞開始給她遇見的每個人一個小東西當禮物，當她給予卻不求回報時，她會沉浸於無比的喜悅之中。

很奇妙地，瑪西亞發現她再也沒想過自己的人格問題了。她忙著結交新朋友、和朋友們分享她的感謝。這項改變，讓瑪西亞發現她已適應了另一種完全不同的生活方式，包括生食、礦泉水、每天到空氣清新的戶外伸展、隨時隨地面帶微笑等。直到現在，瑪西亞認為她的健康之所以逐漸好轉，是因為人格產生了徹底改變。她的醫師雖然不知道這與疾病停止惡化有何關係，但她現在已經可以停藥了。對瑪西亞來說，她很確定是自己生命的正向改變導引出對自己、對他人的真誠感恩，這才是她生命、健康和一切的轉捩點。

在這個特殊的例子中，瑪西亞終於知道，她的習慣和人格事實上沒有什麼問題，她一直都是神聖且完整無缺的個體。她的人生需要奮鬥，而她也度過了每個艱難的考驗，這本身已值得讚賞，在她孤單奮鬥的時候感到沮喪，也是正常的。問題在其表達的方式，憎恨自己與社會是錯誤的。接下來，瑪西亞了解她根本不用為舊習慣擔憂，一些簡單的行動就能為人生帶來不同；由肌肉的行動開始，包括照鏡子、說謝謝、與新朋友熱情握手，後來她每天都期望能與朋友相遇，希望新的一天都早早到來。

這些改變也讓她開始改善飲食，她不但開始吃素，而且還成了生機飲食的愛好者，她開始上瑜伽、每天慢跑至少半小時，三個月瘦了十磅！每個認識瑪西亞的人都認爲，她現在完全不同了。雖然她還是要面對多發性硬化症的威脅，但已經開始繼續她的人生，不再爲自己的健康所苦惱。對瑪西亞來說，表達對自己的感謝，這個簡單的練習正是觸發她生命所有改變的契機。

只要照著下列步驟去做，任何習慣都能輕易改變：從不同的觀點來思考、喚醒新的情緒態度、視慾望爲一種理想、用表達取代壓抑、切換新的腦部傳導路徑，這都是加強改變所需要的動作，再加上肌肉的行動，能讓每個步驟的效果更爲強化，因爲肌肉行動的改變，同時也改變了背後蘊藏的習慣。換句話說，既然習慣不過是經常使用的行爲，我們就應該用行爲去改變行爲。

因此，適當且平衡的態度幫助我們認清習慣爲何，再輔以規律頻繁的運動，所能改變的不只是少數幾個壞習慣，還包括我們的整體生命。認知到可以輕鬆的改變習慣所帶來的信心，應該也會讓我們對生命產生一種全新的平衡感，然後讓新的平衡導引我們通往更廣大的個人成長之路。

11

身心共舞

40 不再恐懼

沒有其他情緒比恐懼對我們的影響更大。從出生起，我們就生活在恐懼中，那是一種對存活的恐懼。同樣的，恐懼驅迫著我們攫取一切，甚至包括呼吸的空氣。

恐懼是種緊縮的狀態，影響身心的所有層面；恐懼是種分離的假象，使我們以爲自己的生活與宇宙是分離的；恐懼是生活中時時刻刻的不安全感，是個人成長的最大障礙；恐懼也是不和諧、失衡的原因，最終會導致疾病。

大多數人都活在恐懼中，雖然我們長期處在這種緊縮狀態下，卻未注意到這一點。瞭解恐懼，並在瞭解後釋放恐懼，是我們在人生中要學的最重大的一課。

情緒影響生命能量的自由流動

我們不僅是透過情緒體體驗情緒，還透過體內的每個細胞來體驗。對人類來說，悲傷和悔恨的情緒，胸腔會最先體驗到，然後擴散到臉部，就是一般人說的「垮下臉來」的表情。這就是爲什麼在悲傷時會有想哭的表情；也有些時候，心臟和肺部會感受到悲傷和悔恨的感受。

同樣的，喜樂和慈悲也是在心臟部位所感受的。這類強烈的情緒，會讓我們進入所謂「狂喜」或「極樂」的境界，強大的喜樂會滲透入我們每個細胞。在狂喜與極樂中，代表生命的氣及生命能量以極高的速度開始振動，這種和諧的振動會刺激腦部中樞和所有神經細胞，釋放出大量神經傳導物質，轉而回饋到每個細胞，將狂喜、極樂的感受傳遞出去。

仔細分析，我們會發現每種情緒都有身體或細胞的對應區。如果某種情緒沒有被深層體驗、完全釋放，就會卡在身體裡，情緒的相關記憶會持續下去，影響生命能量的自由流動，因而形成一個能量結。如果這個結沒有打開，就會在原地累積，在體內形成一道能量的疤，最後以細胞層次的疾病呈現出來。

和極樂的情緒一樣，恐懼也能夠被體內所有的細胞察覺，由皮膚表層下方、身體表層開始，由頭向腳趾的方向吞噬整個身體，就像是整個身體要被一種恐懼的波動給吞噬一樣。

恐懼會中斷我們各種微細體裡生命力的自由流動，在體內造成各種阻礙。在這個過程中，恐懼會榨乾身體的生命能量和氣，不再從事生理功能。長期的恐懼會將身體拋向「交感過盛」的極端狀態，兩組自律神經系統失去平衡，無法相互聯繫，由此可以理解，長期生活在恐懼之下，會導致各式各樣的疾病。

練習恐懼的另一面——慈悲

面對恐懼，可以有很多處理方式。然而必須先認清，我們長期生活在恐懼狀態的事實。大多數時候，由於恐懼狀態十分微細，因此很容易忽略，最多只是一種緊縮、不安、不自在的感覺。而面對恐懼最簡單的作法，就是練習恐懼的另一面。這個練習必須要非常簡單，隨時隨地都可以練習。因爲我們也是隨時隨地生活在一種恐懼的狀態中。

而恐懼的另一面就是慈悲。時時刻刻將慈悲表現出來，就是中和恐懼最有力的方式。因爲在慈悲之中，我們不用處理恐懼，恐懼已經被中和掉了。

慈悲的運作，是透過基調的律法進行的。所謂的基調，就是主管所有相關調性的主調。以音樂爲例，如果彈了一個Do音，所有上行和下行的Do都會一起進行交感共振，和基調的原理一樣。

慈悲的基調是宇宙最基本的調性，是萬物的基石。慈悲發出的基本振動場，層層相遞到體內所有的細胞，以及所有的微細體和意識各層次，最後形成一個無法穿透的共振場，這也就是任何力量，包括恐懼都無法破壞的光能量場。

慈悲是人類所能產生的最高層的諧振覺受，只有慈悲所產生的諧振，力量足以穿透所有身體層次。無論何時何地，慈悲都是人類自由選擇的最高表現。

41 回到慈悲

「其實不是人體經歷許多靈性體驗，而是靈體經歷了人的體驗！」一開始，人類就試著建構一個統一場，希望能解釋所有事情。例如我們由何組成？生命又由何組成？原子如何構成？這一切都是爲了讓我們能知道，我們是由什麼單一「元素」構成的。

眞原場又稱意識場、慈悲場

物理學將一切簡化成四種主要作用力：強作用力、弱作用力、電磁力、重力。但在這四大作用力背後，構成它們的又是什麼？許多人費時多年尋求解答，所有的答案似乎都指向一個領域，這個領域有物理學所知四種作用力的特性，同時具有粒子和波的形式，兩者皆是，但也兩者皆非，我稱之爲「眞原場（primordial field）」。單就這個原理，可以帶來相當多突破性的應用。

眞原場又可稱爲「意識場（conscious field）」或稱爲「慈悲場」，其實就是感恩、慈悲及相關特質之源頭。許多人認爲，因爲慈悲是主觀的、非物質的、源自某些柔軟的感受或某些抽象的事物，因此慈悲的特質是短暫的。這種看法是多麼偏離事實啊！

慈悲是黏合宇宙的膠質

要知道，**慈悲是黏合宇宙的膠質，也就是眞正的眞原場。沒有慈悲，宇宙會分崩離析，一切將不復存在。慈悲是一切之源，小自次原子物質，乃至天空中最大的天體，都是由慈悲而來。**人們說「發慈悲心」，期望自己或別人敞開心懷迎接慈悲時，其實都被宇宙實相的錯誤觀念所誤導。事實上，這全部顚倒了！

一開始，宇宙的一切都是經由慈悲的單位體而創造展現；也可以這麼說，我們不能表達比已經存在的慈悲更多的慈悲。我們怎麼可能表達一個就是萬事萬物的本體或源頭？我們也只能回到慈悲，回到我們眞正的家園！因爲整個宇宙，乃至於造物者自身，都是由慈悲組成的！我們只能透過思考、情緒、生命的平衡，回歸到慈悲。記得，我們本身就是慈悲！我們不可能多過自己，而我們也只是如此！

在這些觀點的背後，藏有一個眞理，如果我們理解了，生命將徹底改變。一旦瞭解，我們就自然成爲慈悲。換句話說，我們一切就已經與生俱來的。**透過實踐慈悲與其他慈悲的化身，我們會突然瞭解，我們原本就是完美的存在。而我們也不需要去追求比完美更完美的了！**

我們並不是毫無目標地漂浮於生命之流中，我們是擁有神性的高等靈體，完整且具有無限潛能。每個人都是造物者完美計劃的一部份，沒有人是被分離開的。所謂各自存在的個體，不過是一種幻象。我們會瞭解，生命中沒有任何一丁點是浪費的，萬事萬物均有目的。而最簡單的目的，就是讓我們記得我們到底是誰！

從這個角度來看，生命以及伴隨生命而來的種種挑戰，無論看來多麼艱難，都只是一門功課，目的是爲了幫助我們想起自己是誰。我們的日常生活就是考場，隨時測試著我們記得了多少。如果時時都能發慈悲心，即使面對種種物質困境也能如此，就能夠證明自己才是生命的主宰。即便處在人身的限制中，只要能憶起自己眞正是誰，生命的覺醒於焉發生！

也就是在承受疾厄等種種困境時，還要活出慈悲，表達出愛。而這人身的限制則是測試我們對生命掌握能力的考場，無論在何等困境，只要能憶起自己眞正是誰，並完整的表達出來，我們就生活在和平之中。

生活在和平之中，成為生命的主宰

生活在慈悲中，我們開始能夠信賴生命的一切過程，我們信賴周遭發生的一切，都是爲了喚醒我們記憶的美麗目的而發生。我們不再爲發生在自己身上的負面事件而沮喪，不再任意論斷，不再有所謂對錯、好壞的價值觀。我們在萬事萬物中看見神性，在一草一木中理解美好。

在慈悲中，我們內在是平靜的，正如《礦石療癒（Rock-Medicine）》的作者席拉（Sela W. Randazzo）所說：「心靈的平和是幸福，身體的平和是健康，而靈魂的平和則是自由。最眞實的自由就是自在的流動。」唯有在自在流動的狀態下，人類的眞實潛能才能表達出來；唯有在自在流動的狀態下，我們才可能得到身體、情緒、精神上的眞正健康。

活在慈悲中，是自由、解脫的

連續這樣的參思，我們會突然瞭解，所有的靈性追求和各種個人成長的策略，都只是一個大的幻覺。既然我們已是完美的存在，開悟這樣的念頭，有何需要存在呢？開悟的前提是我們還沒開悟，在這樣的定義下，開悟本身也是屬於有條件限制或帶動的、也不是永久的；可以這樣說，這樣的開悟是無常的，會隨環境或事件的變遷而變。我們只能回到我們一直存在的地方，那就是慈悲的眞原場。所以做個總結，我們只能回家，回歸我們本來就如此，也永遠是如此。這，才是眞正的開悟。

我們爲何而來？我們要完成的大工程，不過就是從身爲人的桎梏中解脫。包括從各種出生後所接受的種種理念、說法及教條中解脫。而「眞原醫」，其實也只是追求對一切人們自己所製造的「結」，做完全的解開及反轉。唯有針對一切習氣的反轉，我們才能徹底地回到我們的本性，而這個本性就是眞正的慈悲存在。

42 記得快樂

知道何時、何地、如何記得維持快樂，是身為人最重要的功課。即使是宇宙最低等的生命，也懂得追求快樂。達到快樂，是許多行為的最終目的，不僅是我們人生的目標，同時也帶來健康及平靜，這兩者都是我們身為人類能達到的最高境界。追求快樂，也許是人性最古老的目標。儘管這麼說，我們還是常常忘記這是一切的動機。

我們習慣經由物質上的獲得和舒適來追求快樂，也就是以外在的方式來追求快樂。因此，我們期許自己及下一代必須卓越、勝過同儕、事事要求最好。在比較中，我們為自己帶來了神經質，而這情形正是由於我們不斷地在物質狀態中打轉，包括不斷追求分析能力（例如解決高等數學及科學問題）、累積各方面的知識、各種才藝技能等。以為這些能為自己帶來優勢，但卻帶來不安與壓力。

生活方式其實是一面反映自身的鏡子，映照出我們對生命的態度。聚焦在我們自身對生命的恐懼與不安之上，把自己推到極限上，在一個又一個的比較或慾望中，反而忘記了自己出生以來就擁有的最大資產，就是生命的喜悅。

快樂原本就在我們的心中

我們有喜悅的天性！人類生下來就是快樂的！**快樂不是等著我們去取得的事物，而是一種我們本來就「已經是」的狀態**。因此，我們只能回到快樂。這也是爲什麼平衡、和諧、諧振的狀態，能夠自然地帶來快樂。當我們平衡時，我們就快樂了；當我們平靜時，我們就快樂了；而當我們充滿慈悲時，我們也會快樂。所以，快樂原本就在我們心中，是生命最基本的特性。

所以，我們不能變得快樂，我們只能維持快樂、記得快樂。換句話說，我們只能維持我們本來就如此，也永遠是如此的狀態！掌握這個基本認知，不僅能徹底改變我們的生命，還能改變周遭所有人的生命。這種對生命的喜樂，會立即感染給周遭的人。無須任何理由、任何動機，我們就能夠快樂！

疾病是快樂的反面。維持快樂，疾病就會遠離；維持快樂，我們能從過去的疾病康復，快樂是最佳的良藥。所以，我過去常強調笑的重要，不斷提醒自己去看人生充滿喜樂的那一面。笑是一種被我們嚴重忽略，卻也最有效的良藥！如果我們能夠隨時維持快樂，人生將和我們所體會的相同！也就是說，對生命的認知也會突然轉變。

而我們的下一代，在雙親都快樂的示範之下，能在人生早期就學會如何維持與生俱有的快樂。他們眼中的生命將如虹彩瑰麗，生命也會持續展現他們已經通透的神奇法術。在人生初期得到快樂的滋養，將使他們能帶著這份樂觀和純眞，持續走在人生的道路上。有著純眞的快樂，他們的生命不僅會更健康，也能爲世界帶來更好的影響。我們不需將自己的夢想或壓力加諸於孩子身上，他們自然會成爲明日世界的主人翁。

43 意識轉換

當談到「意識轉換（altered states of consciousness）」時，一般通常會想像到「更高層次的意識境界」，而這種境界是須經由深度禪定才能達到的，多數的「禪定」修持者，也都將「轉識」視爲其無上的修持目標。因而，時下的觀念也都認爲修禪是達到意識轉換的途徑，而這個轉換的意識境界，是有別於我們平時所認知的意識狀態，如清醒、睡夢、無意識狀態等等。而意識轉換也是目前神經生物學和心理學的重要研究課題。

如何不依賴藥物的幫助而進入另一層意識狀態，讓許多神經生物學家嘗試去找出許多前所未聞的掌控大腦內部運作的神經放電路徑，描繪出一幅腦部電路板的圖象。這些嶄新的神經網絡路徑，被認爲能夠完全說明人類的心理與生物潛能，而這種意識轉換的運用，則被視爲是人類潛能提升的基礎。

藉此機會，與讀者分享另一種關於意識轉換的觀點。事實上，意識的轉換有許多不同的型態。一天下來，人們也不斷地尋求不同意識狀態的體驗，例如喝咖啡、閱讀新聞時事、看一段電視節目、聊聊八卦、看推理小說、幻想新的工作機會等等，這些都是以我們的感官與知覺將自己的注意力集中於某事務上，而能幫助我們去除一成不變的無聊感受。

當然，還有些更集中注意力的調整方式，修習禪定靜坐即爲一例，透過我們的一、兩種感官（視、聽、嗅、味、觸及念慮）而達到專注之境，由六識中的一、二識入手，也是一般時下流行的修習「禪定」的基本教法。待精進修習功深之後，就能到達「意識轉換」或一種融入忘我的境界。而融入忘我的境界是依其專注程度，而有層次上的差異。

絕對的專注能與萬物合一

當絕對的專注時，能將自我與外界事物合而爲一，了無分別。因爲在此意識轉換的境界中，已不允許有任何主、客體之分，頓然進入絕對寧靜的狀態。對大多數人來說，這種寧靜狀態是一種未曾有過並能改變生命的體驗。

這個世界和日常一切，都是一種動態展現，片刻都脫離不了動態。我們的一切，包括肉體以及周遭的一切，也都只能在動態中被察覺認知。沒有動態，這個熟知的世界就會分崩離析，了無結構、毫無餘物。在這個意識轉換的過程中，讓我們跳出了世間的時空觀念，不再爲時空所限，而這樣覺性的持續，不僅消融了自我，也消融了一切，自我感覺擴張，終與宇宙本體合爲一體。

但是，也正因此意識轉換極容易被誤解爲是我們心識某種狀態的顯現，無論境界如何地具啓發性與令人興奮，它還是我們自我心識的表相，仍屬於我們自身體驗的範疇，而任何能被體驗到的，都是短暫而非永恆的。它仍爲因果所限，只能代表著我們經驗領域內某種角度的觀點描述而已，我們所理解的一切意義都是整體的一角。能被其他事物所影響而存在或描述的，僅僅是全貌一角而已，不可能是實相的全貌。這些警語提醒我們和其他人，追求意識轉換除了能提供一個生命的新觀點，並不能幫助我們對實相有更進一步的了解。

迥異於一般想法，我認爲意識轉換境界並不等同靈性成就！許多教導修持的老師們，特別注重這意識轉換的境界、靈力或某些超自然的現象，以其爲衡量靈性成就的指標。然而，這些老師與其門生們，卻無以參透每個人終須面臨的生死大事。同樣地，將大腦剖析成一個個小區，去研究相對應功能的所謂科學方法，也不能增進我們對實相的了解。許多走上探究意識路線的學生，最後都走進了神祕學的修練領域，雖然這些修練能引出一些意識轉換體驗，但終究無法觸及實相的核心。

對於這個重要課題，請容我提供另一個不同的論點。實相本體是不能追求得到的，也不可能理解得到的。實相只能以微妙的暗示表達，一旦述諸文字將失其眞意，因爲其將落於偏狹的一角。實相包括了所有我們能夠理解的，甚至包括超越理解範圍之外的。既然如此，我們怎麼可能表達實相？實相要去悟得，當悟道的刹那，是無以表達的。

經由這個微妙領悟，我們每個人終會覺醒過來。不管你喜不喜歡、要不要，這是每個人必經之途。一旦理解了這一切，生命的種種追求也會立即平息，進入自我的寧靜。這個悟境不是能以思想來想出來的，也不可能追求而得到，它須以福德的累積而成就。

了解到這些，如何去感受與了解生命已不重要，意識轉換亦復如是。在日常生活中，我們就能開始目睹並見證奇蹟，周遭的一切都變得如此神妙，任何事情的發生絕非偶然！實相本體無所不在，無論事物大小、籠統細微、粗糙精緻，眞理都在其中。

意識轉換的境界無論多高、多麼超自然，終究與實相本體無關。**在實相本體之中，本自圓成。當每一刻都生活在此實相本體之中，我們就能學會坦然地接受生命，因爲完全的領受生命，我們的每一刻，方能處於這圓滿的實相悟境之中。**

我們學會對這個偉大的「地球號」太空船呈現無比敬意，並讚頌其神聖之美，其天然的元素——地、水、火、風，都頓然顯得生機盎然。置身其間感知一種超自然、奇蹟式的美，這是無法只保留給自己的，必須把它分享、傳達出去。生命因而得到了平衡，在小我及與地球大地的平衡中，共振共鳴。唯有此時，生命才能覺醒。

12

教育中的感恩種子

44 全人教育

兒童聯盟

孩子是生命的延續、世界的未來。在我們將知識與技能帶給孩子時，我們對孩子們的靈性與心理負有更重大的責任。我們期盼所有的孩子皆能成爲一個具有完整、正向、快樂與奉獻人生觀的個體。也唯有如此，孩子的身、心、靈將與宇宙大地達到和諧與一體。

一九九九年我與內人瑞華，以及三十四位全球各地的教育專家，共同成立了世界性的「兒童聯盟（Alliance for Childhood）」，集合了世界最佳兒童教育者的經驗和觀點，「兒童聯盟」希望提供父母一個與現行課程不同的新選擇，幫助孩子們成爲一個情緒穩定且快樂的全人。只要大家認同這樣一個好的理念，同時又願意全心投入，未來必定以我們的孩子爲榮。

何謂全人教育？

「全人教育（whole person education）」的理念是強調教育的範疇應該是整體性、全面性的，同時考慮到孩子發展學習的需要與順序，這樣培養出來的學童才能在心智及體魄等方面得到健全均衡的發展。換句話說，也就是要讓學童不僅學習到各種知識，還要接受正確的道德與生命價值觀念，並且啓發他們學以致用，幫助具備相關知識以因應現實社會的種種考驗，更重要的是擁有追求「眞、善、美」的人生目標。在這樣的基礎上，將來他們就會懂得如何走正確的路，做正確的事，如何面對生活中的危機並轉成正面的機會，成爲一個健康的全人，願意服務大眾、貢獻社會。

所以全人教育並不偏重某一特殊領域，而是講求全面的、均衡的身心健康發展，跟一般認知的教育理念不同。我認爲，只有全人教育才可以眞正的讓學童充分發揮潛能，並且有足夠能力可以因應一生中的各種考驗。正確的教育，必須從做人處事的整體面去考量與施教，這是僅著重傳授技術與知識所無法比擬的。這雖是最傳統，但同時也是最科學、最先進的教育理念。

全人教育的理念是容易瞭解的，因爲全人教育符合最根本的常識，也符合兒童自然發展的過程，所以家長、老師、校長都很容易配合，但是要徹底執行並不容易。因爲除了要符合國家要求的學習標準，甚至超過標準，還要把知識以外的人生價值取向（例如眞、善、美的追求）也融入學習，需要學生、家長、教師達到共識並全面配合，才能達到良好的效果。

但是爲了幫助孩童打穩一生所需要的教育基礎，這是至關重要的課題，因此任何難關都值得努力設法突破。所謂一分耕耘，一分收穫，只要能夠持之以恆，認眞的推動，必定會有良好的效果。而衆生本來就是平等的，不應該因貧窮而受困，只要提供相同的機會，每一位學童都應該可以發揮最高的潛力。

全人教育的精神與重點

首先，全人教育強調「勤勞樸實」。因爲凡事唯有勤勞以赴才能求得良好成就。在勤勞的服務精神下，才能體會樸素的重要性，進而養成親切、踏實與服務人群的態度。要徹底落實全人教育，用正面的、鼓勵的方式，其效果會遠遠超過嚴肅的、負面的方式。

另一個全人教育的重點是是啓發、帶動大腦的均衡發展。教導邏輯性、解析性的知識，只能帶來片面性的教育成果，也可以稱之爲左腦（邏輯性）的教育。若想激發孩童的創造力，就必須讓大腦全面的受到激勵與啓迪。因此，我特別重視藝術、文學等具有啓發性的活動，用輕鬆、整體競賽的方式來培養孩童的興趣。在藝術方面多鼓勵繪畫、書法及手工藝的製作，在文學方面我強調朗誦古聖先賢所留下來的珍貴經典，同時以和道德有關的題目作爲孩童作文的主題。

「左右腦分工理論」是美國加州理工學院羅傑爾．斯佩里教授（Dr. Roger Sperry）的創見，以大腦不對稱性的「左右腦分工理論」而榮獲一九八一年諾貝爾醫學獎。斯佩里教授稱左腦爲意識腦，掌握知性、知識、思考、判斷、推理、語言、視聽嗅味覺等；右腦爲本能腦或潛意識腦，它控制了圖像化機能（企劃力、創造力、想像力），宇宙共振共鳴機能（第六感、念力、透視力、直覺力、靈感等），超高速自動演算機能（心算、數算），超高速大量記憶（速讀、記憶力）等。人腦所儲存的資訊絕大部份在右腦中，而思考的過程則是由左腦提取右腦的資料，將其符號化與語言化。

兒童經典朗讀

智慧與道德將是孩子一生最高的追求，而「經典朗讀」會是孩子一生受用不盡的最佳方式，因此，我們將經典朗讀納入「兒童聯盟」推廣的重要項目之一。

鼓勵孩子探索古代典籍，透過典籍上古聖賢的話語，孩子得以接觸文化中最富含智慧的部份，讓真正覺醒的智慧提供他們生命的方向感。他們會以課本沒教的方式來了解生命，直接進入人類歷史的智慧傳承。

讀經和任何宗教都無關，但有趣的是也離不開宗教。在教材部份可以選擇各宗教流傳下來的經典如佛經、聖經或道經，亞洲的學童可以朗誦大學、論語、老莊、孟子、唐詩或易經等等；歐美的學童可以讀莎士比亞（Shakespeare）、威廉·布雷克（William Blake）、威廉·渥茲華斯（William Wordsworth）、金恩博士（Dr. Martin Luther King, Jr.）的「我有一個夢（I Have a Dream）」或「人權宣言（Bill of Rights）」等優美的創作。這些都是人類最珍貴的文化起源，蘊含了最高的道德標準與智慧，是值得推薦的教材。

經典朗讀是最輕鬆愉悅的學習方式，每天只需二十~三十分鐘，毋需強迫死背或理解，重要的是活潑愉悅的誦讀，也可以用唱兒歌或遊戲的方式，讓孩子在快樂的氣氛下自然熟讀。這種教學方式強調「正向鼓勵（positive reinforcement）」，每次誦讀後可以用榮譽貼紙或其他鼓勵方式來肯定小朋友的表現，讓他們從中獲得成就感。在重覆的誦讀中自然地記住內容，無形中幫助發展記憶力、發音技巧與表達能力，並奠定良好的學習基礎。

我觀察到孩子誦讀十～十五次後，即可輕易的將內容記憶下來。其實幼童有極佳的記憶力，在七歲時達到巔峰，七歲後開始發展理解力或分析力。如果不善加利用，他們會把絕佳的記憶力運用在記住電動玩具或其他瑣碎的事。在孩子可以快速儲存資訊的時期，如果能吸收聖賢的思想與智慧，必然終生受用。

現今的教學方式常強調要先理解文義（contextual meaning），其實這觀念是成人爲學童設下的限制，太早強迫他們理解或使用分析技巧，反而造成學習的負擔與壓力，且在闡釋文義時，也可能加入了成人主觀（甚至不正確）的理解或觀感。

讀經最不可思議的效果，在於讓智者直接和學童對話，引領他們眞實面對生命中的順境或逆境，在不同階段的成長過程中，這些智慧的話語都將帶來不同的啓發。

此外，依據我過去推廣的經驗，用這種輕鬆的方法，不但會增加孩童文學的能力，還會增強數理的能力，以及加強孩童的注意力與定力，克服注意力障礙，解決現代普遍面臨的學習障礙問題。

經由朗誦可以將孩童的注意力和意識力（聽、講、思考）融合爲一，這一點可用最先進的醫學研究工具檢測。孩童在朗誦的過程中，能觀察到明顯的腦波趨緩現象，可以從快速的 β 波慢到 α 波，甚至某些孩童可以達到 θ 波，也就是一般的睡眠波。主要的原因是許多熟練朗誦的孩童，經過幾分鐘的朗誦過程，甚至可以達到左右腦波同步的合一性。這種腦波同步現象相當罕見，一般是在深度的靜坐或者是在高度創意的狀態下才可能產生的。所謂「天才」，通常是處在左右腦波同步的狀態，否則不可能充分發揮全腦的潛力。

其實這些觀念在國外早已得到認定，我與兒童聯盟的成員們在一九九九年特別去拜訪美國前教育部長班內特博士（Dr. William Bennett），分享讀經的經驗。他不但認同這種教育的模式，還提供不少佐證，說明歐、美地區在四、五十年前就是用它來進行文學教育，只是近幾十年來這種傳統模式已經被忽略了。班內特博士同時認爲，假如朗誦方式可以普及化，將會啓發學子未來最需要的創造力與道德觀念。

在此，要眞誠地感謝許多認同的朋友支持並協助推廣，目前全球各地參加朗讀的小朋友已超過一千兩百萬人，透過此一簡易的課程，不但孩子們的行爲舉止改善，且記憶力、數理或其他學科方面的表現也有進步，對孩子們的身心發展都有顯著的幫助。**接觸古聖賢的智慧能幫助建立孩子的道德感，或說造物者所立下的最高道德標準，這不但幫助孩子們心靈的徹底轉變，在最高道德標準的長期薰陶下，孩子面對生命中的可能逆境也已作好了準備。**

45 感恩心向下扎根

身心療癒的重要功課

人類在短短的五十年間的進步比過去幾萬年的進步還多。從「農業社會」進入「工業社會」，現在更已進入「科技社會」，時代的變遷愈來愈快，知識也爆炸式發展。過去在農業社會時，我們一小時內只需動用幾個基本的觀念（concepts），但今天在一分鐘內，我們就可能要面對許多觀念的變化，這對身心的刺激是不可思議的。也因爲生活的步調愈來愈緊湊，人們經常是生活在高壓力的環境中，如果無法把壓力紓解掉，長期下來會使身心失去應有的協調。

而身心失衡的症狀之一就是憂鬱症，更妥當的說法是躁鬱症（bipolar disorder），從心情上的刺激演變到對身體各部位的影響，包括內分泌、代謝、免疫、循環、消化等。躁鬱症會變成二十一世紀最主要的健康危機。其實任何年齡都可能面臨這問題，甚至是小孩子。或許大家已經注意到，小朋友的憂鬱比例愈來愈高，年齡層卻愈來愈低，不論男女老少都可能面臨到這問題。壓力不單指工作上的壓力，還包含生活上的種種壓力，這和環境的發展或社會的變化是有密切的關係。

而全面的「眞原醫」則是身心失衡問題的最佳解答，是最古老又最先進的身心靈醫學，強調除了均衡飲食、正確的飲水、呼吸、運動、壓力調解、情緒管理及睡眠習慣等等，最關鍵的還是心念的轉變。心靈與肉體其實是二面一體，但心靈的層面更爲微細，也較容易轉變或影響，一個簡單的念頭卻可以穿透心。因此，我不斷鼓勵大家落實「心的四個功課：感恩、懺悔、希望、回饋」（見244頁），這些功課不但幫助轉變念頭及生活態度，更影響了生命價值觀，心念的改變能立即帶來生理上的徹底轉變，這也是身心療癒最重要的功課。

透過心念的轉變，感恩、寬容、關懷、體諒等核心情緒能讓身、心、靈處於諧振的圓滿狀態，這諧振的狀態幫助我們成長、康復並超越昨日的自己，也是最高層次的覺醒與選擇。還是要提醒大家，這一切都是要從心出發！當我們總是保持感恩的念頭，用更寬闊的角度看待生命，生活中的大小危機都是可以克服的。

有時最簡單的方法其實是最好的方法，簡單的「謝謝」兩個字是表達感恩最直接、最簡單的方式，用「謝謝」來感恩我們周遭的人、事、物。每天早晨眼睛一睜開，刷牙、洗臉、照鏡子時，就先對自己說「謝謝」，吃飯前停留一秒鐘說「謝謝」，到晚上睡前的最後一個念頭還是「謝謝」，**除了對孕育萬物的大自然應懷有感恩之心，對自己的身體及細胞也該懷有感恩之心。我們的器官與細胞經年累月地默默付出從不曾抱怨，如果我們願意傾聽身體並說聲謝謝，細胞也會因這正向的觀照而更圓潤、更健康。**

感恩系列活動

雖然感恩心是不論何時何地都應該要追求的，但任何事都需要有個開始的切入點。爲落實感恩觀念的推廣，我與長庚生物科技的同仁們決定把感恩日定在一個日期，希望藉此拋磚引玉帶動大家感恩的念頭，傳遞這份感恩與慈悲的力量，藉著「感恩日」把感恩心帶入其他三百六十四天。

爲推廣這正向的思考頻率，我們將每年四月的最後一個星期六訂爲「感恩日」，藉此提醒大家用感恩、慈悲的心來關懷世界和人。希望結合大家的力量，把正向、良善的感恩心傳遞出去。很幸運地，我們有一群志同道合的同事與志工朋友，他們發心並運用私人的時間獻身公益，我眞誠地感謝這些熱心且認同的朋友，一路上協助推廣一系列的感恩活動。

每年我們以「感恩」、「關懷」、「服務」或「回饋」等正向主題推廣感恩創作，舉辦散文、繪畫、新詩創作活動，依創作者的年齡分組，並提撥固定經費頒發獎金或獎品來鼓勵得獎者。除了學校的分齡組別外，我們另規劃「特殊小朋友（身心障礙組」，參加者都是肢體較不方便的孩子。或許這些孩子手腳沒有一般學童靈巧，肢體平衡或肌肉發育也不佳，但肢體上的不便從不曾限制住良善感恩的心，在創作中表達內心的眞、善、美。

其實感恩創作活動只是拋磚引玉，重要的是大衆的支持與參與，結合大衆的力量讓良善的感恩種子能在社會各角落扎根。不只是在感恩日當天要感恩大地、關懷他人，其實生活中的每分每秒都要感恩周遭的人事物，生命本身就是件值得感恩的事，希望藉由這些感恩創作把感恩的正向能量傳遞出去。

除了感恩創作活動外，我們另推廣了「校園感恩心教育」，不論是校方聯繫或教材準備，都是由志工朋友自發性地分工合作。我們運用晨光時間（早自習）與小朋友分享「一切從心出發」與「感謝自己的身體」，讓孩子們從感謝並愛惜自己的身體開始做起，進而感謝周遭的人事物與愛地球。目前鎖定在國小一至六年級的小朋友，陸續會再推廣更多元化的教材至不同年齡層的孩子。

希望透過小朋友的力量將正面的能量帶入家庭，在同儕與家人的共同推廣下讓感恩心向下扎根。我們設計了約三十分鐘輕鬆活潑的教材，在互動的問答中看到孩子的純眞與赤子之心，孩子的反應永遠是最眞實的，而孩子們的笑容就是最好的禮物，在校方與家長的熱烈支持中我們也理解到這是條正確的路。

配合校園感恩心教育的課程，我們設計了張「立願卡」【圖一】，讓孩子試著去理解「尊重身體」與「感謝身體」，鼓勵孩子用最純眞的言語立願，宣誓自己會用均衡健康的生活來感謝身體與照顧自己。

如果一個人能對身體充滿感恩的念頭，

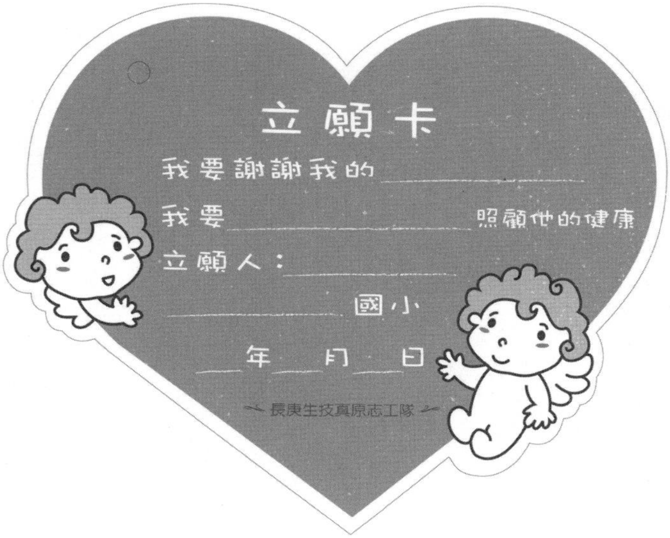
立願卡
我要謝謝我的
我要 照顧他的健康
立願人：
國小
年 月 日
長庚生技真原志工隊

【圖一】

自然也能做到懺悔與反省的功課，這也是爲何我們另規劃了「好事壞事紀錄表」【圖二】。我十分推薦大小朋友運用這張表格來做到「吾日三省吾身」，在睡前執行簡單且眞誠的反省功課，把今天實踐的好事由上往下塡，自我檢討需要改進的項目由下往上塡，在反省中我們也重新省視自己的生活態度，也能以更謙和的態度、更開放的心胸來接納生命中的一切。

轉變人生就是那麼簡單，僅需一個徹底轉變的念頭。一個感恩的心念就能是轉變人生的關鍵，當心存感恩的念頭時，對圍繞著的煩惱或生命中的考驗也能一笑置之，一念之間我們已抉擇了氣結鬱悶或心開意朗，心又回到原始的純淨，在塵世卻不惹塵埃。重要的是社會大衆的支持和參與，讓我們一同爲社會和諧與美好盡一份心力。

親愛的家長　您好

為陪伴孩子正向、健康成長，在孩子每天完成記錄表時，

請您協助簽名確認。　謝謝您~

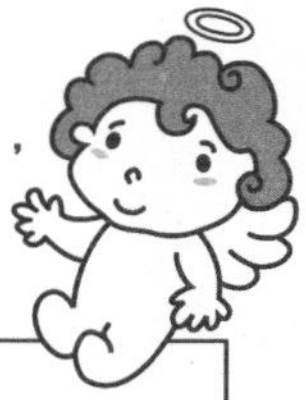

好事壞事記錄表

我要養成自我反省的好習慣，讓自己做的好事愈來愈多，壞事愈來愈少，也謝謝爸爸媽媽給我的鼓勵。

	日期	記錄表	爸媽簽名
好事 ↓			
↑ 壞事			

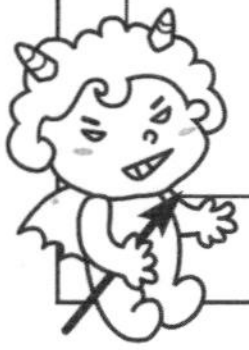

長庚生技真原志工，感恩心校園推廣小組

【圖二】

後記

在彙整本書的過程中，回首在洛克菲勒大學——康乃爾醫學院教書的生活，彷彿昨日才發生。二十一歲的我剛取得生化與醫學雙博士，發現了「殺手細胞」如何消滅癌細胞，並大膽地在國際會議中發表這突破性的觀念，當時這發表引發了各方爭議與質疑。年輕的我少不更事，總是憑著直覺與衝勁行事，回想當時實在有些不夠成熟。值得安慰的是，經過多年的科學驗證與臨床實證，三十年前一個年輕醫師所提出令眾人訝異的想法，現今已成爲普遍的醫學常識。

後來因特別的機緣，我任職美國國家衛生研究院（National Institutes of Health，NIH）癌症研究所諮詢委員。期間投入非傳統醫學的研究，深入探討希臘、埃及、印度、中國與俄羅斯等地區的自然療法，陸續發表了許多非傳統醫學的相關論文，同樣引起醫界許多爭論。這也是爲何多年來，我不斷地尋求大衆可接受的語言來發表論文。

記得三十年前，我提出「細胞觀想（cellular visualization）」與「健康細胞觀念（healthy cell concept）」，認爲運用意念來觀想細胞，觀想的能量會影響細胞的生理、生化結構；而維持益於細胞的平衡環境，才是健康的關鍵。當時，許多醫界的前輩並不認同這些觀念，但今天在全球的相關研究或網站都可找到這些觀念，也早已普遍地被認同了。我之所以分享這些經驗，是爲了提醒自己，也爲了鼓勵年輕的醫師們。只要你所持的觀念架構（body of knowledge）是正確的，雖然暫時可能讓你承受被否定的壓力，但不必擔心，只要這觀念正確不偏頗，未來的科學必定會爲眞相做驗證。

本書所分享的預防醫學觀念，其實都只是古人流傳千年的常識而已。古人早已理解人類是幾面一體，除了身體（肉體）還有情緒體與心思體等微細體。而疾病的呈現是源自「多元因子（multi-factorial）」，並非僅是肉體的失衡而已。所以要充分理解疾病，一定要從多元、全面的角度來剖析。這觀點正不正確，就待讀者們自行參悟體會了。

藉此機會，與各位分享我心中對醫學發展的期許。我期許未來的醫學發展趨勢是「最佳健康的科學與維護（science and maintenance of optimal health）」，而醫師所扮演的角色是著重在健康的專家而非疾病的專家（doctor of health and not doctor of disease）。同時我也希望，讀者們視健康爲自己的責任，而非將健康交予他人之手。

唯有身體力行均衡的生活方式，包括飲食、運動、呼吸、睡眠等，預防醫學才不會僅是理論而已。

最後，還是要不厭其煩地強調，心念轉變才是身心療癒的第一步。唯有心念轉變，我們才能生活在和諧與均衡中。執念是最大的心障，但只要一個簡單的轉念，就能帶給我們嶄新且眞實的生命價值，讓我們自在看待無常的順逆境，雖然身在紅塵俗世中，心卻澄淨不惹塵埃。

附錄

基礎螺旋拉伸運動

基礎螺旋拉伸是一套運用幾個簡單、易學的直線及螺旋拉伸動作，結合了東、西方的運動精髓，將宇宙萬物生命形成的螺旋原理融合於課程之中。

在全身放鬆緩和的狀況下，透過拉伸及扭轉肌肉和關節，婉轉地拉伸脊椎，協助整個脊椎骨重新回到正確的位置，同時溫和且深層的調整全身關節、肌肉、血管及五臟六腑。

螺旋拉伸最重要的部份在於拉伸到最徹底的狀態時，還要維持該姿勢並暫停幾秒，調整呼吸，然後再放鬆。在徹底拉伸的過程中，我們將能達到全身舒暢的效果及動靜合一的境界。

【基礎螺旋拉伸一】

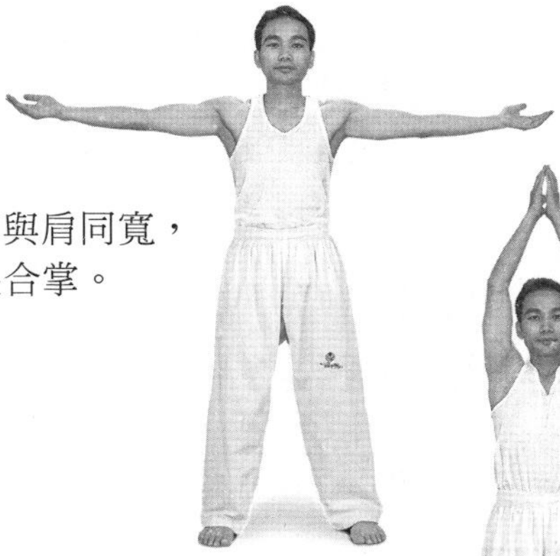

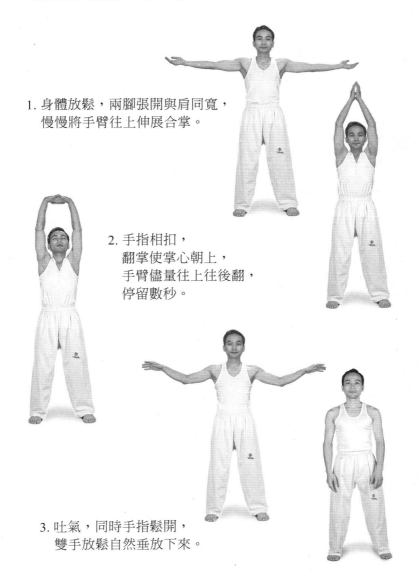

1. 身體放鬆，兩腳張開與肩同寬，
   慢慢將手臂往上伸展合掌。

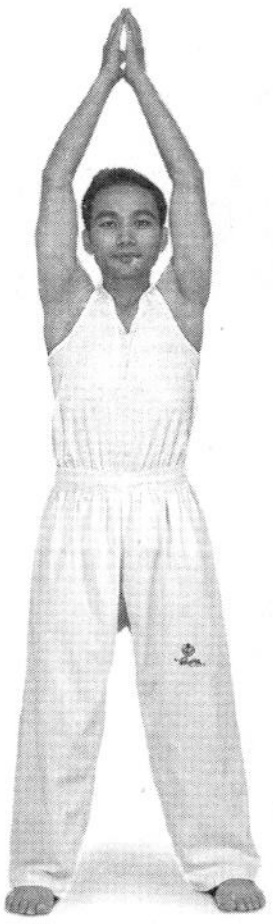

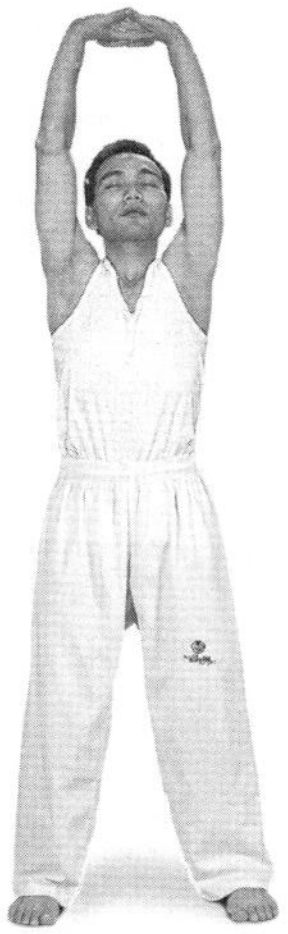

2. 手指相扣，
   翻掌使掌心朝上，
   手臂儘量往上往後翻，
   停留數秒。

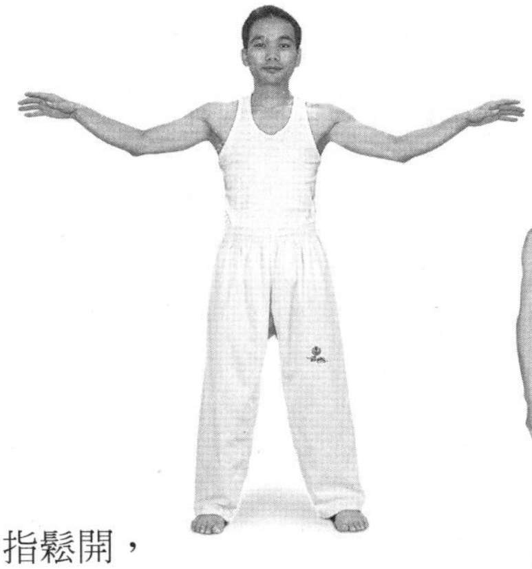

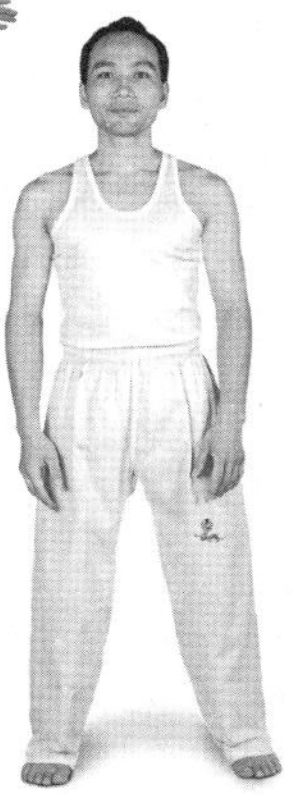

3. 吐氣，同時手指鬆開，
   雙手放鬆自然垂放下來。

【基礎螺旋拉伸二】

1. 身體放鬆，兩腳張開與肩同寬，
   雙手展開平舉呈一字型，掌心朝下。

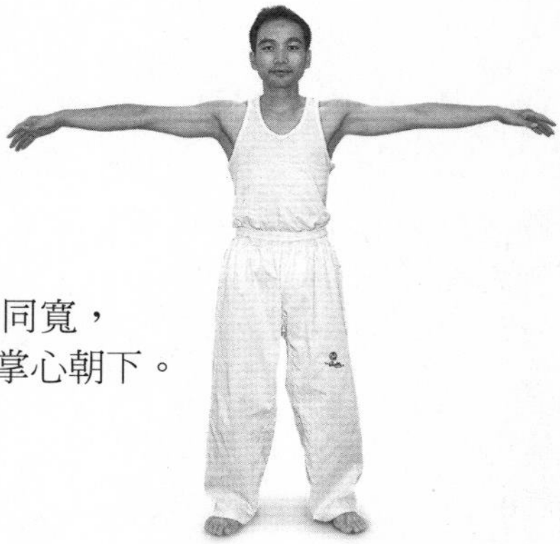

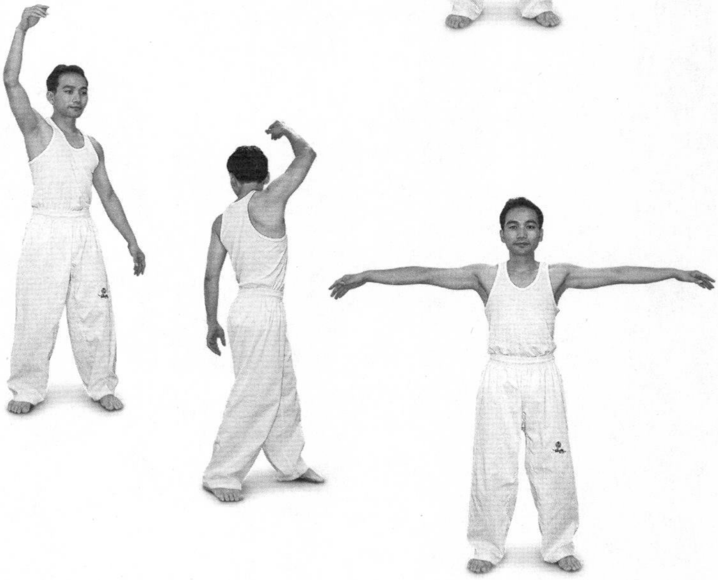

2. 身體緩緩由腰椎依序帶動胸椎、頸椎、
   頭部等往左後旋轉，兩手臂呈左下右上。
   停留數秒後，再緩緩依序轉回動作1。 換邊執行。

【基礎螺旋拉伸三】

1. 身體放鬆，兩腳張開與肩同寬，
   肩膀、手臂放鬆自然垂放下來。

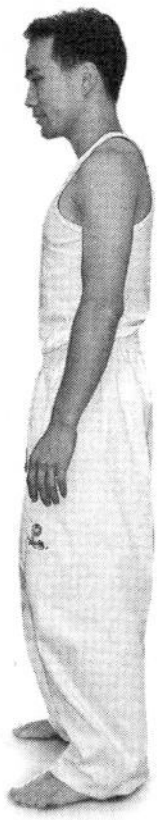

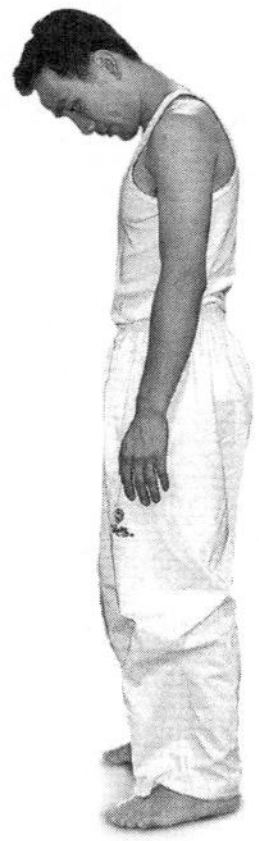

2. 下巴輕碰胸口，
   身體依序由胸椎、腰椎節節緩慢前俯至彎下腰來，
   雙手觸地同時吐氣讓肚子放鬆。

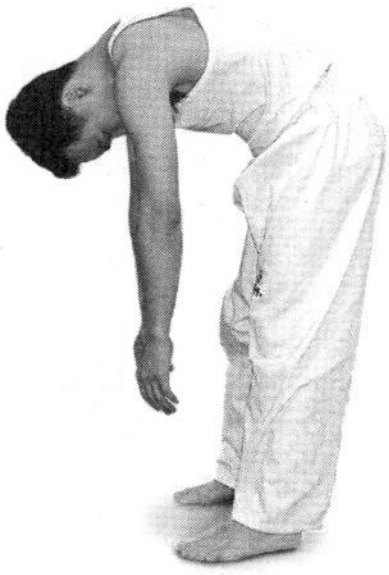

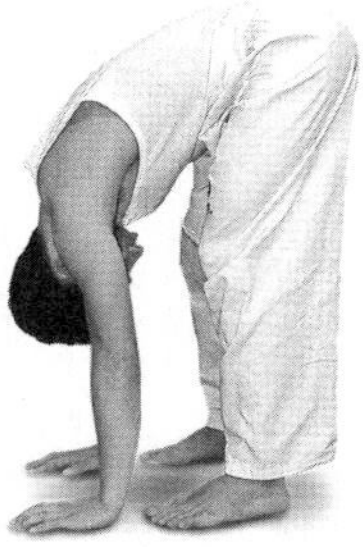

3. 膝蓋彎曲，臀部慢慢往下蹲，
   肩膀、背部及腰部放鬆，
   停留數秒。

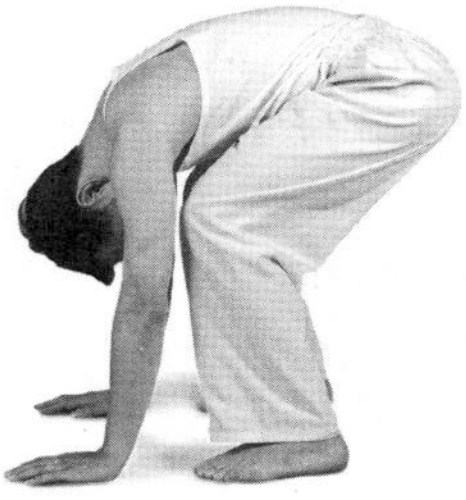

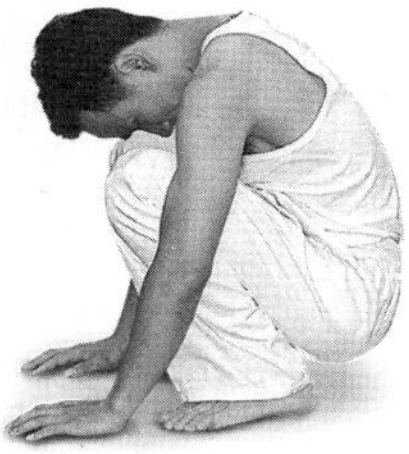

←接 312 頁

【基礎螺旋拉伸三】

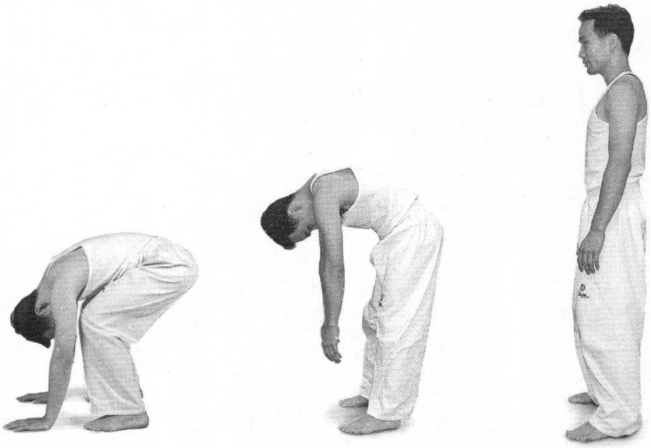

4. 緩緩抬高臀部，依序將腰椎、胸椎、頸椎節節拱起後放鬆站立。

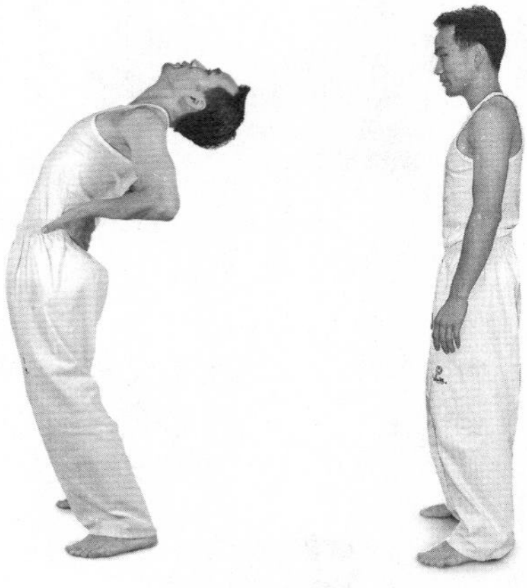

5. 將雙手擺放下背腰部，緩緩讓身體往後仰，停留數秒。
再回覆至動作1。

【基礎螺旋拉伸四】

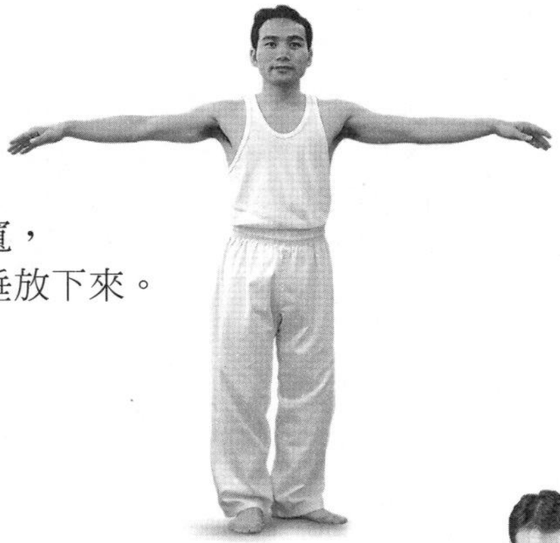

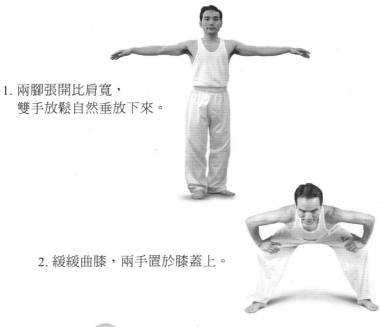

1. 兩腳張開比肩寬，
   雙手放鬆自然垂放下來。

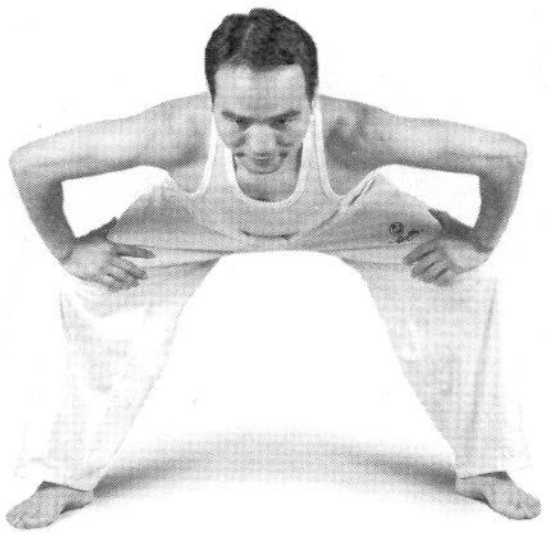

2. 緩緩曲膝，兩手置於膝蓋上。

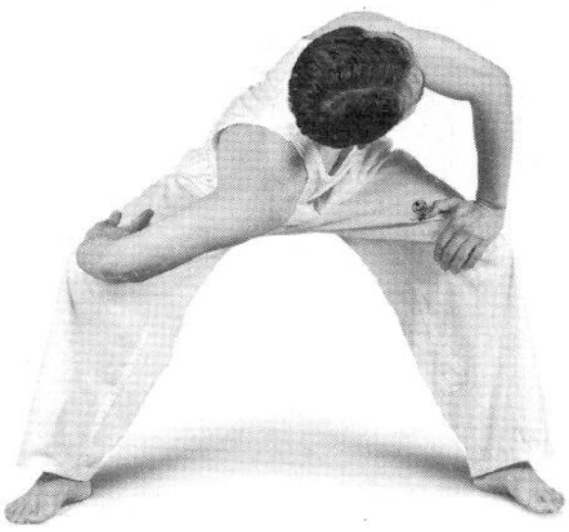

3. 上半身向左依序由腰椎、胸椎、
   頸椎做軀幹扭轉，視線看向左上
   方並停留數秒。

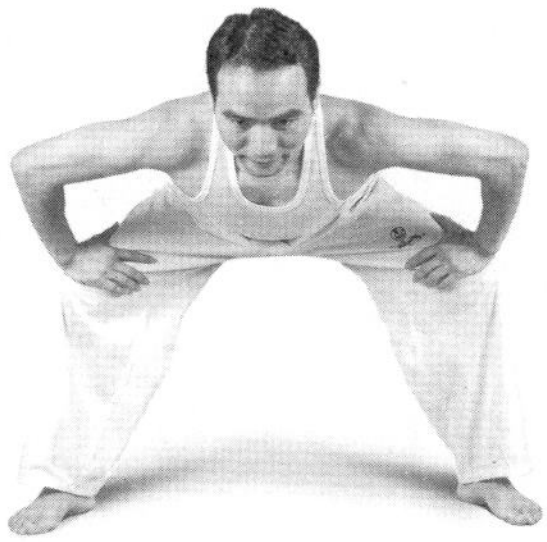

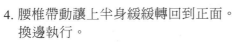

4. 腰椎帶動讓上半身緩緩轉回到正面。
   換邊執行。

【基礎螺旋拉伸五】

1. 兩腳張開與肩同寬，
兩手叉腰。

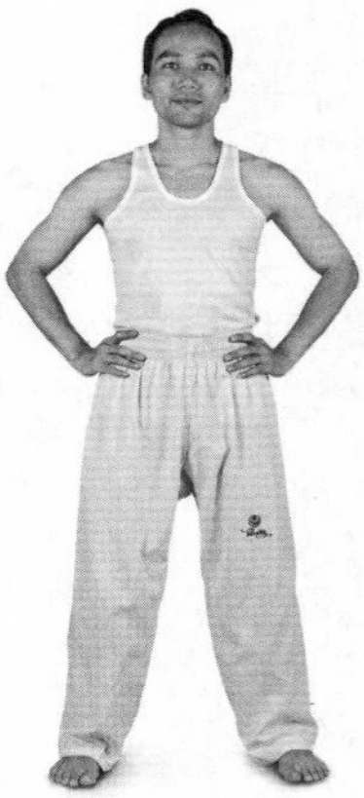

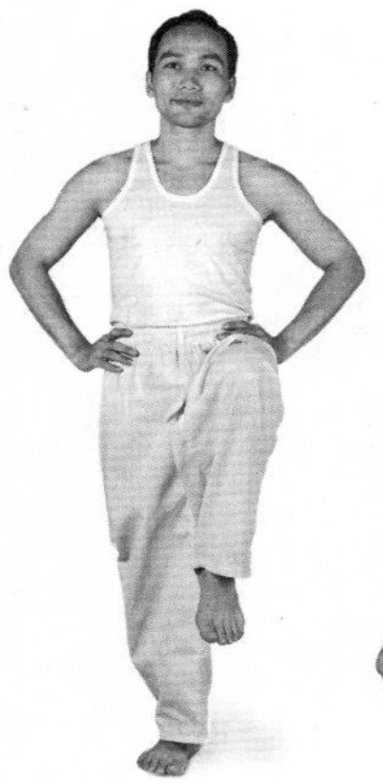

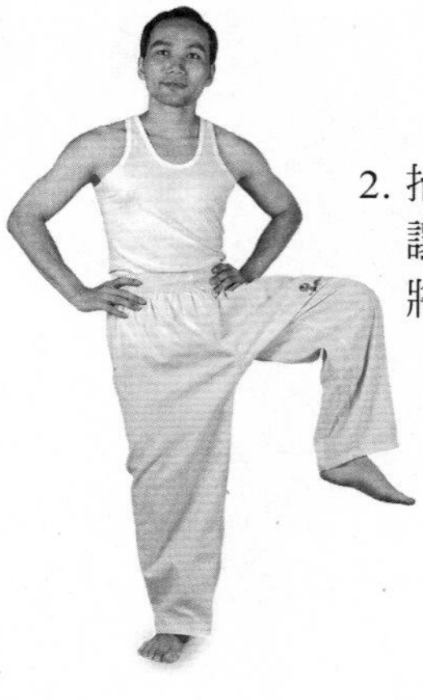

2. 抬左腳，
讓左膝與左大腿同高後，
將左腳往左側開展。

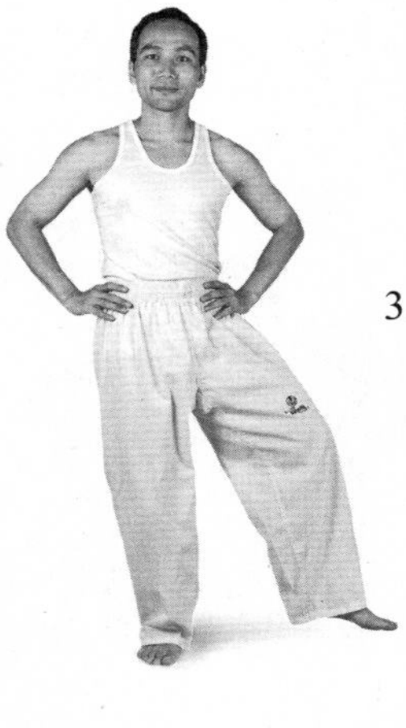

3. 緩緩讓左腳垂放下來，
腳掌儘量不著地，並重複數次動作2、3。
換邊執行。

【基礎螺旋拉伸六】

1. 身體朝右前方45度下蹲，
   呈弓箭步傾斜，
   右手置於右膝蓋上，
   左手臂放鬆自然垂放下來。

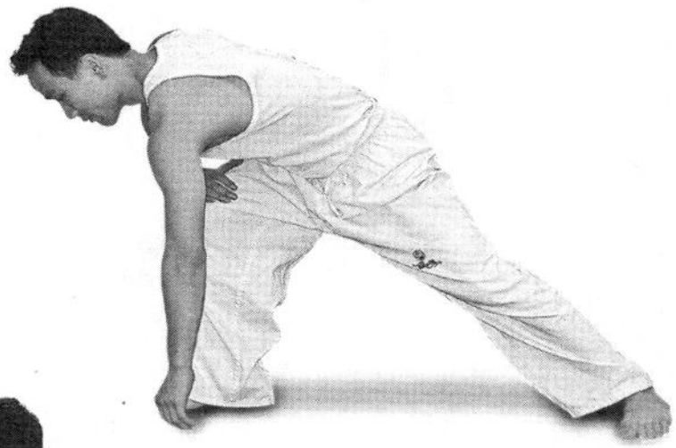

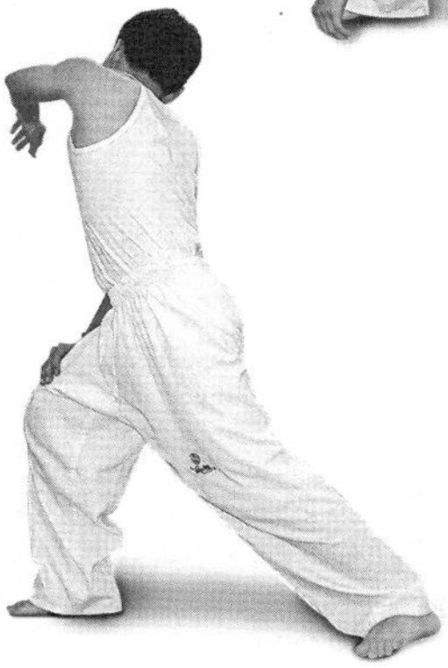

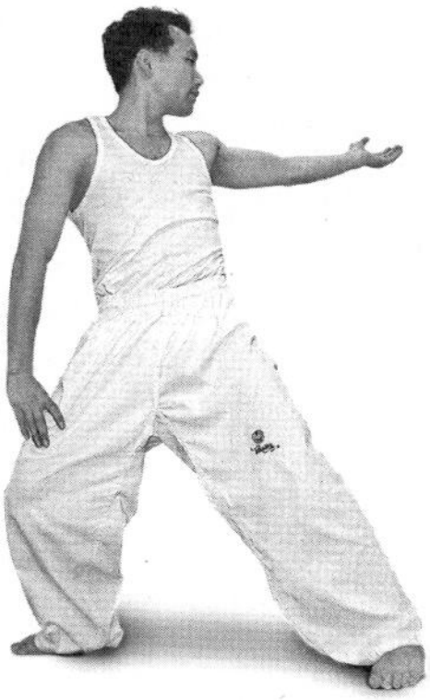

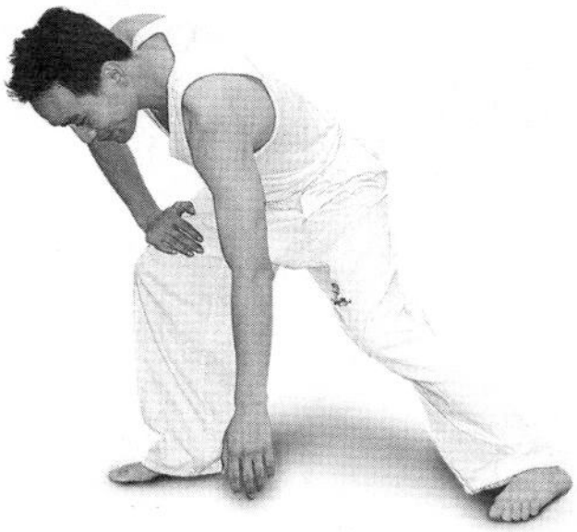

2. 由腰椎帶動身體，讓左手依序由前往腦後做逆時針畫圓，
   同時眼睛注視於手指端移動，重複數次。換邊執行。

【基礎螺旋拉伸七】

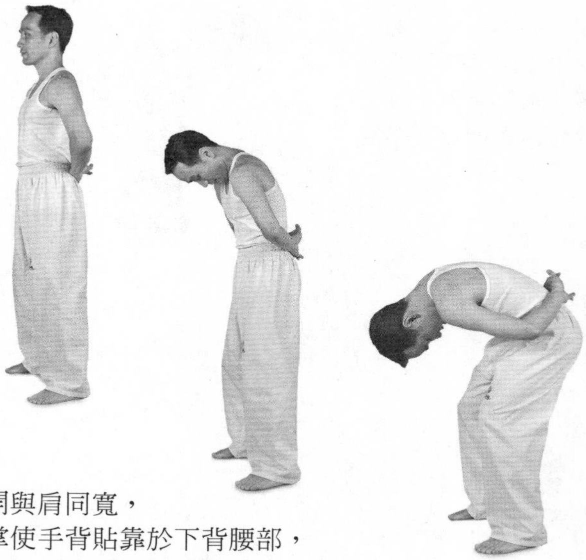

1. 兩腳張開與肩同寬，
   雙手翻掌使手背貼靠於下背腰部，
   膝蓋微曲，縮腹並含胸拱背，
   手肘內夾並停留數秒。

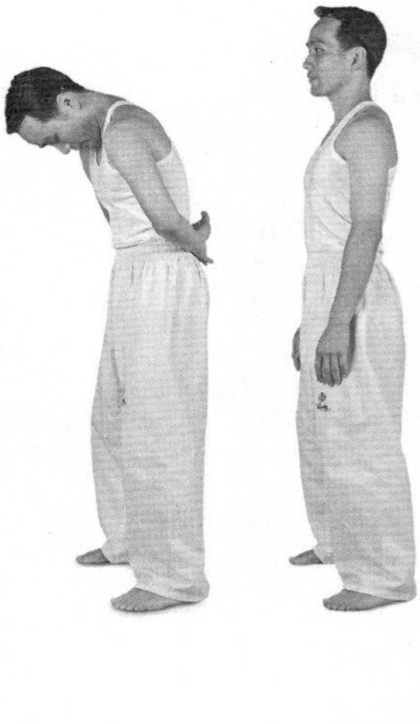

2. 上半身由腰椎、胸椎、頸椎等
   節節緩緩拱起挺直。

天下雜誌出版健康書系好書推薦

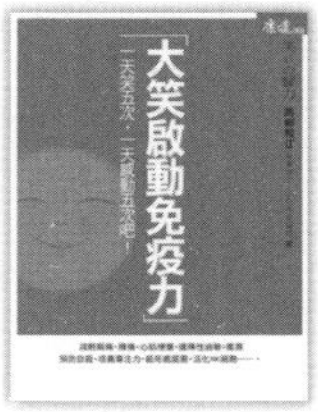

大笑啟動免疫力

作者：高柳和江
定價：250元

日本小兒外科醫師高柳和江在科威特的醫院工作時，看到患者可以自然地對醫生流露微笑，回到日本後發現病人的表情黯淡，完全沒有笑意，因此提出「大笑啟動免疫力」的概念，告訴大家如何藉笑使力，打開身體的自癒力！

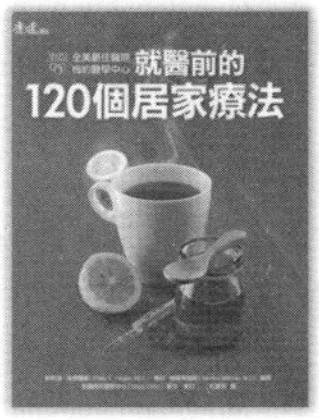

就醫前的 120個居家療法

作者：梅約醫學中心
定價：320元

除了健保卡，你還需要這本書！全美最佳醫院──梅約醫學中心的專業醫療團隊，教你初步判斷超過百種常見的病症，提供促進健康的居家照護，有助及早發現問題，瞭解造成病痛的原因，採取必要的步驟治療，減少看病的次數。

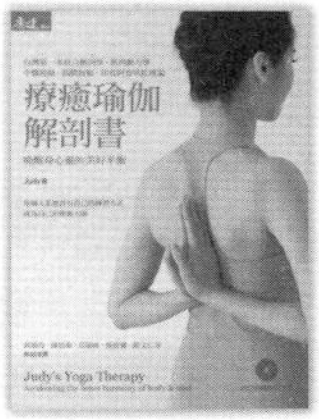

療癒瑜伽解剖書

喚醒身心靈的美好平衡

作者：Judy
定價：380元

台灣第一本結合解剖學、肌肉動力學、中醫經絡、筋膜放鬆以及印度阿育吠陀理論的瑜伽解剖書。具醫學背景的瑜伽老師Judy，透過圖解、醫學原理與案例，教你覺知身體的問題、啟動自癒力，揮別痠痛、僵硬、失調、失眠，體驗身心靈頓悟的美好。

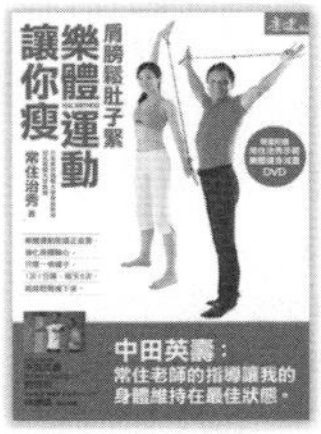

肩膀鬆肚子緊 樂體運動讓你瘦

作者：常住治秀
定價：330元

只需一根繩子，每次1分鐘的樂體運動，是一個有理論基礎的簡易健身法，無論年紀，隨時隨地拉一拉，都可以輕鬆回復健康的體態，消除痠痛、瘦身、塑身、抗老、降低代謝症候群的風險！

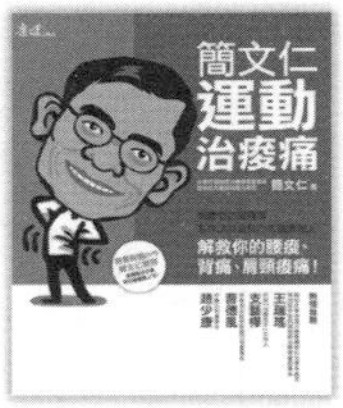

簡文仁運動治痠痛

作者：簡文仁
定價：280元

很多研究結果證實，運動對痠痛的治療效果比儀器更好、比藥物更持久！簡文仁結合豐富的物理治療經驗和技術，加上風趣幽默的獨創口訣，融合運動與治療，圖文並茂說明原理和作用，解救你的腰痠背痛。

天下雜誌出版健康書系好書推薦

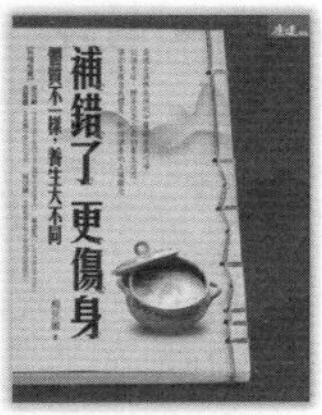

補錯了，更傷身

體質不一樣，養生大不同

作者：楊世敏
定價：330元

你還在人云亦云、亂補亂吃藥嗎？辨清體質養生才是王道！高屏區名醫楊世敏從中醫認清體質角度分析41個奇症病例，並提出吃冰亡國論、誤藥致癌論、生機有限論、過勞致百病四大警告，幫你建構一套適用於自己身心的養生模式。

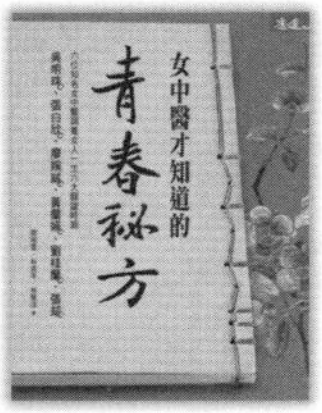

女中醫才知道的青春祕方

作者：謝曉雲、林貞岑、林慧淳
定價：300元

六位知名女中醫——吳明珠、張白欣、廖婉絨、黃蘭女英、劉桂蘭、張卻，看起來都比實際年齡年輕，每天活力充沛的原因是什麼？本書根據六大關鍵期，結合女中醫們的從醫經歷、個人青春常駐的調養法，提供你切實可做的中醫保健養生法。

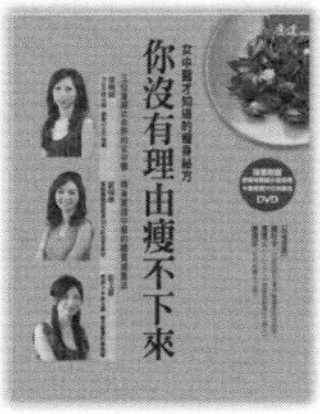

你沒有理由瘦不下來

作者：廖婉絨、羅珮琳、張文馨
定價：330元

別再為瘦不下來找一堆理由了！這本書打破所有肥胖、減重的迷思，依照現代人的六大肥胖體質——過勞肥、壓力肥、熬夜肥、應酬肥、吃冰肥、內分泌失調肥，幫你找出致胖原因，量身訂做瘦身計劃，你沒有理由瘦不下來！

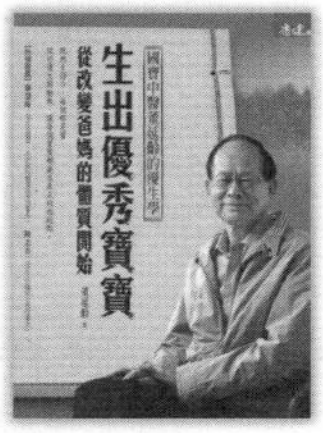

生出優秀寶寶

從改變爸媽體質開始

作者：董延齡
定價：330元

想生出健康好寶寶，要從改良爸媽的體質開始！為何有人會生個磨娘精，有人不會？國寶中醫董延齡源古究今，歸納提出做好優生與胎教的方法，從孕前調整體質助好孕開始，到懷孕期的調養與叮嚀，給你最全面、完整、實用的中醫養胎優生學。

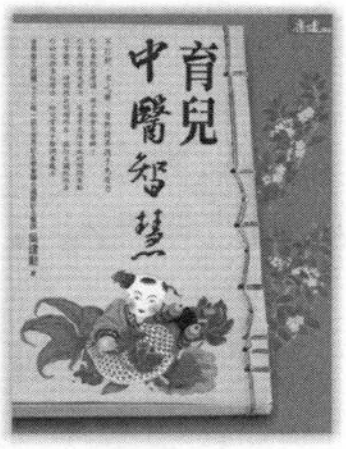

育兒中醫智慧

作者：吳建勳
定價：300元

不打針，不吃藥，自然提升孩子免疫力，奠定一生健康的好底子！本書以中醫老祖宗的寶貴育兒智慧，從家庭藥膳、穴道按摩、體操氣功，列舉幼兒各成長階段最常見的問題，全面提升小朋友的自然療癒力。

國家圖書館出版品預行編目資料

真原醫—21 世紀最完整的預防醫學（Primordia Medicine: The Most Comprehensive Preventive Medicine of the 21st Century）／楊定一 著；
-- 第一版. -- 臺北市：天下雜誌， 2012.01
面； 公分. --（健康人生；89）
ISBN 978-986-675-970-3（平裝）

1. 預防醫學 2. 健康法 3. 長生法

412.5 97004616

真原醫

21 世紀最完整的預防醫學

作　　者／楊定一
執行編輯／蔡菁華．林惠婷
美術設計．封面完稿／李文譯
封面攝影／劉國泰

發　行　人／殷允芃
出版策劃．康健雜誌總編輯／李瑟
出　版　者／天下雜誌股份有限公司
地　　　址／台北市 104 南京東路二段 139 號 11 樓
讀 者 服 務／（02）2662-0332　　傳　　真／（02）2662-6048
天下雜誌 GROUP 網址／ http://www.cw.com.tw
天下雜誌出版　部落格網址／ http://blog.xuite.net/cwbook/blog
劃 撥 帳 號／ 0189500-1 天下雜誌股份有限公司
法 律 顧 問／台英國際商務法律事務所．羅明通律師
電 腦 排 版／中原造像股份有限公司
印 刷 製 版／中原造像股份有限公司
裝　訂　廠／政春實業有限公司
總　經　銷／大和圖書有限公司　電　　話／（02）8990-2588
出 版 日 期／ 2012 年 1 月 第一版第一次印行
2012 年 3 月 21 日第一版第七次印行
定　　　價／ 350 元

ISBN：978-986-675-970-3
書號：BCHH0089P

天下網路書店：http://www.cwbook.com.tw
天下雜誌出版部落格：http://blog.xuite.net/cwbook/blog
天下讀者俱樂部 Facebook：http://www.facebook.com/cwbookclub